ANKE JACOBS

# Intuitive Körper-Geist-Seele Medizin

Folgen Sie Ihrem Herz-Seele-Weg, um Ihre Selbstheilungskräfte zu stärken



Schirner Verlag

Die Ratschläge in diesem Buch sind sorgfältig erwogen und geprüft. Sie bieten jedoch keinen Ersatz für kompetenten medizinischen Rat, sondern dienen der Begleitung und der Anregung der Selbstheilungskräfte. Alle Angaben in diesem Buch erfolgen daher ohne Gewährleistung oder Garantie seitens der Autorin oder des Verlages. Eine Haftung der Autorin bzw. des Verlages und seiner Beauftragten für Personen-, Sach- und Vermögensschäden ist daher ausgeschlossen.

ISBN 978-3-8434-1249-0

Anke Jacobs:
Intuitive Körper-Geist-Seele-Medizin
Folgen Sie Ihrem Herz-Seele-Weg,
um Ihre Selbstheilungskräfte zu stärken


Layout & Umschlag: Anke Müller, Schirner
unter Verwendung von # 144779686
(© Yellowj), www.shutterstock.com
Lektorat: Janina Vogel, Schirner
Printed by: Ren Medien GmbH, Germany

www.schirner.com

1. Auflage Juli 2016

# Inhalt

In Liebe und Dankbarkeit
meiner Mutter Elke Alma von Garnier
(verstorben 2014) und meinem Sohn
Leif Marten Yadid gewidmet.

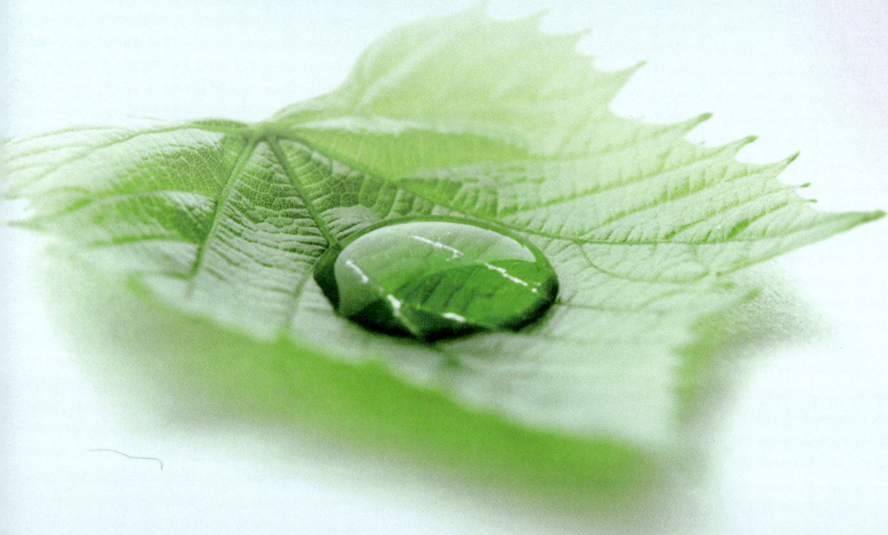

»Die wirksamste Medizin
ist die natürliche Heilkraft,
die im Innern
eines jeden von uns liegt.«

*Hippokrates (etwa 460–370 v. Chr.)*

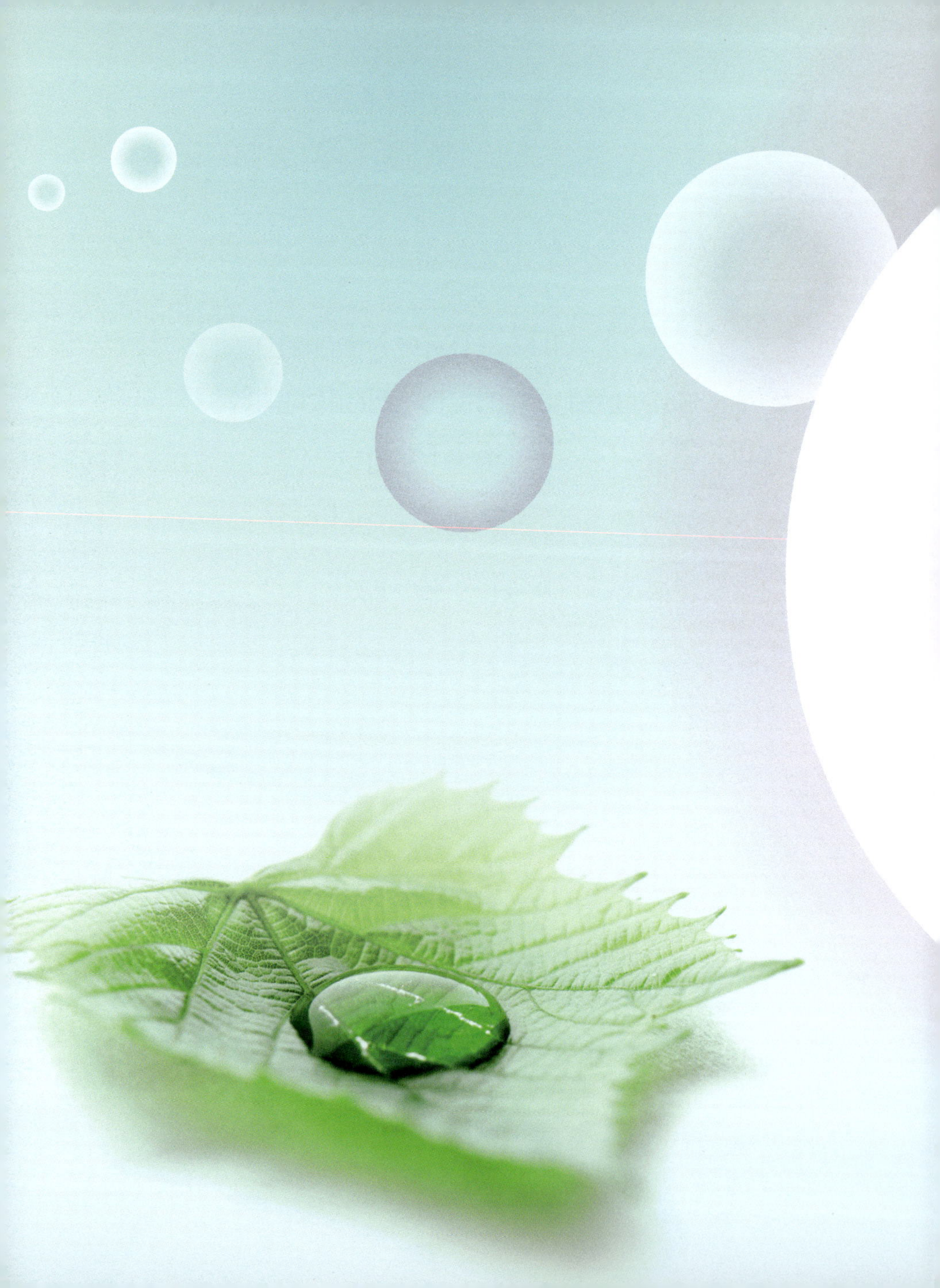

# Einführung

Ich bin zutiefst dankbar, Ihnen als Fachärztin für Allgemeinmedizin und als ein Mensch, der »spontan« von einer Krankheit geheilt wurde, die Intuitive Körper-Geist-Seele-Medizin als einen ergänzenden Weg zur westlichen, komplementären o.a. Medizin vorstellen zu dürfen. Ein Weg, der zu Gesundheit und Glück sowie zur Aktivierung der Selbstheilungskräfte führt.

Die Intuitive Körper-Geist-Seele-Medizin ist als Basis der Anamneseerhebung, der Diagnostik und der Behandlung sowie in Verbindung mit der integrativen Medizin[1] ein ganzheitlicher Ansatz, der zusätzlich zu den Therapien anderer Heilungssysteme angewendet werden kann. Er zielt auf die Aktivierung der Selbstheilungskräfte und befähigt die Menschen, bei ihrer Heilung eine wesentliche Rolle zu spielen, indem sie Verantwortung für ihre Heilung übernehmen. Der Arzt bzw. Therapeut ist in diesem System ein Vermittler und Helfer des ihm anvertrauten Patienten.

Auf meinem Weg zur Heilung und bei der Entwicklung meiner eigenen medizinischen Arbeit haben mich viele medizinische Richtungen, Heiler, Weise der westlichen und östlichen Welt und spirituelle Lehrer beeinflusst. Im Zuge meiner eigenen Entwicklung ist mir immer deutlicher geworden: Jeder Mensch verfügt über die Fähigkeit, die eigene Heilung durch die Aktivierung der Selbstheilungskräfte eigenverantwortlich einzuleiten und zu unterstützen. Entstanden ist eine für mich schlüssige Betrachtung von Krankheit und Heilung sowie eine Behandlungsart, die auch für Menschen der westlichen Kultur nachvollziehbar und anwendbar ist.

Mein Zugang zur Medizin führte über eine eigene Erkrankung – einem gutartigen Gehirntumor. Er wurde in meiner Jugend diagnostiziert und sollte – nach einigen Jahren des stetigen Wachstums und auf Anraten zweier Professoren hin – bei einer Größe von 1,5 cm operiert werden. Bis zu diesem Zeitpunkt hatte ich mich keinerlei schulmedizinischen Behandlung unterzogen, sondern ausschließlich ganzheitliche Therapien angewendet. Ich entschied mich, diesen Weg weiterzugehen – und damit gegen eine Operation. Schwerpunkt meiner damaligen Beschäftigung mit ganzheitlichen Therapiemethoden waren zunächst die körperbezogenen Therapien. Ich führte viele komplementäre Therapien durch, fastete, meditierte und beschäftigte mich mit anderen Heilsystemen.

Auf einer Reise nach Indonesien begegnete ich »durch Zufall« einer Heilerin, die mir den Glauben an meine Heilung (wieder-)gab. Sie gab mir auf Englisch über ihren Mann zu verstehen, dass sie mich heilen könnte. Das Angebot nahm ich nicht wahr, doch das Wissen oder der Glaube, dass es bei einem weiteren Tumorwachstum und einer evtl. schwierigen Operation eine unbekannte Heilerin in Indonesien gab, zu der ich gehen konnte, verlieh mir Sicherheit. Und rückblickend besonders wichtig: Ich lebte völlig im Augenblick und gemäß meinem Lebenssinn – eine Fähigkeit, die mir schon immer zu eigen war. Darüber hinaus suchte ich nach dem Ursprung und der Bedeutung von Krankheit. Mein besonderes Interesse galt dabei dem Einfluss der Psyche und der Gefühle bei der Entstehung von Krankheit sowie bei der Unterstützung einer Heilung durch Anregung der Selbstheilungskräfte. Dadurch näherte ich mich bereits im Alter von 18 Jahren einer Sichtweise an, die über die Grenzen der westlichen Medizin hinausging. Ich versuchte, Ärzte und Therapeuten zu finden, die mich ernst nahmen und meine individuelle Sichtweise berücksichtigten, die also mein Unbehagen und meine Zweifel gegenüber der rein körperorientierten und passiven Behandlungsweise akzeptierten und mit mir gemeinsam meinen persönlichen Weg der Heilung gehen wollten.

Als Jugendliche bzw. junge Erwachsene war ich offen für jegliche Art der Behandlung, hatte keine Vorbehalte gegenüber wissenschaftlich nicht anerkannten Methoden oder der Einbindung von spirituellen Lehren, spürte aber intuitiv, was für mich gut und richtig war. Zu keiner Zeit haderte ich mit meiner Erkrankung, denn ich »wusste« einfach aus mir selbst heraus, dass Krankheit nicht einfach »geschieht«, mich nicht plötzlich »anfällt«, sondern aus einem bestimmten Grund, aus einer bestimmten Ursache heraus entsteht. Rückblickend betrachtet verstand ich schon damals: Die Erkrankung, das bin ich. Es sind meine Zellen, die sich an einer Stelle meines Körpers entschlossen hatten, vermehrt zu wachsen und einen Tumor zu bilden. Ich hatte zu keiner Zeit Angst vor dem Fortschreiten der Erkrankung, sondern war voller Zutrauen und wusste, dass dies eben mein Weg war.

Bei einem Kontroll-MRT zwei Jahre nach dem »zufälligen« Kontakt mit der indonesischen Heilerin erlebten die mich begleitenden Ärzte, Professoren und ich das »Wunder«: Der Tumor war verschwunden, nicht mehr nachweisbar. Und noch ein kleines »Wunder« war geschehen: Ein bei mir angeborener Ventrikelseptumdefekt, also ein Loch in der Herzscheidewand, hatte sich zeitgleich ohne jegliche Behandlung verschlossen. Auch das verblüffte die Ärzte, da ein Spontanverschluss in meinem Alter mehr als ungewöhnlich war.

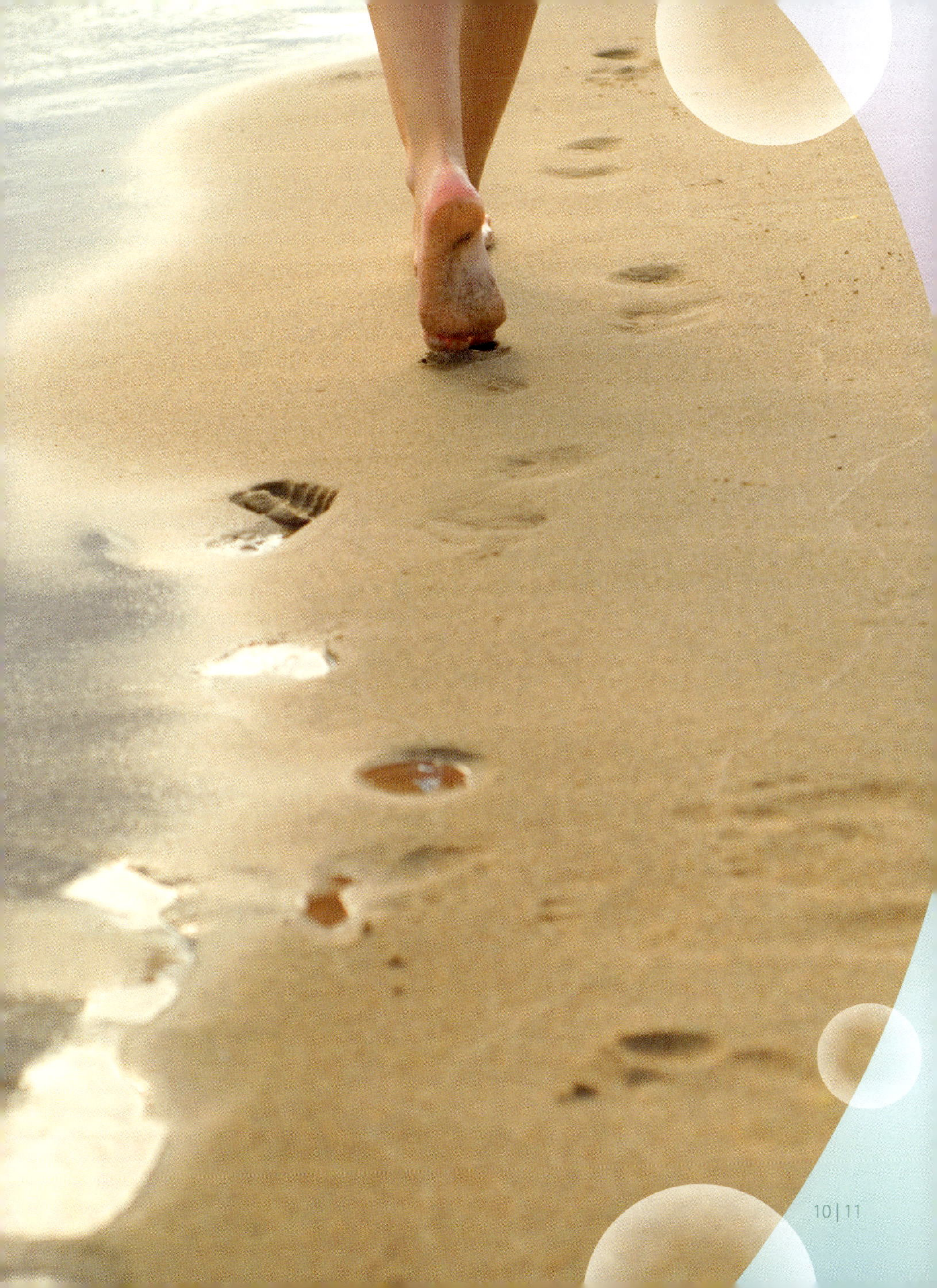

An dieser Stelle ist mir Folgendes sehr wichtig zu sagen: Dieser soeben beschriebene Weg der Heilung war mein Weg. Ich fordere niemanden dazu auf, sich ebenfalls so zu verhalten und eine sinnvolle medizinische Behandlung abzulehnen. Ich habe damals oft intuitiv – für mich richtig – entschieden und dabei (fast) alles umgesetzt, was ich in diesem Buch nachfolgend beschreiben werde. Damals war ich mir der Wirkung, die mein Handeln im Alltag und bezüglich meiner Erkrankung hatte, noch nicht bewusst, doch heute weiß ich um diese und möchte sie Ihnen hier vorstellen.

Ich weiß, Heilung ist immer möglich. Alles ist möglich. Und ich bin der Meinung, dass es sinnvoll ist, die besten und nachweislich wirksamsten Therapien aus allen bekannten medizinischen Richtungen anzuwenden – natürlich auch die der modernen, westlichen Medizin mit ihren täglichen großen Erfolgen und Verdiensten. Ob meine Entscheidung heute wieder so ausfallen würde und ich mich gegen eine Operation bzw. gegen jegliche schulmedizinische Behandlung entscheiden würde – ich weiß es nicht. Ich war damals jung und trug nur die Verantwortung für mich und mein Leben. Ich hatte noch kein Kind oder andere wichtige Verpflichtungen. Als Ärztin würde ich keinem Patienten empfehlen, diesen Weg zu gehen. Auch ich würde wohl – je nach Erkrankung – zu einer Operation oder einer Medikamenteneinnahme raten und begleitend dazu weitere Therapien zur Heilung auf seelischer, geistiger und körperlicher Ebene anbieten und befürworten. Sollte aber ein Patient bei seiner Erkrankung, welcher Art sie auch immer sei, ähnlich entscheiden wie ich damals, und ich spüren, dass dies sein Wunsch und sein eigener Wille aus Überzeugung ist, würde ich ihn auf seinem persönlichen Weg begleiten – und zwar mit der hier vorgestellten Intuitiven Körper-Geist-Seele-Medizin in Kombination mit integrativer Medizin. Weil ich inzwischen um die Macht des Glaubens und der Gedanken weiß, würde ich ihn in seinem Glauben an Heilung bestärken – sei es an eine physische Heilung oder an eine ganzheitliche Heilung, so, wie ich sie nachfolgend im Buch beschreibe.

Meine Gesundung freute mich damals sehr, dennoch ging ich zunächst meinen bis dahin eingeschlagenen Weg weiter: Ich beendete mein Studium der Angewandten Kulturwissenschaften und arbeitete mehrere Jahre als Kultur- und Veranstaltungsmanagerin. Mit einem Team organisierte ich weltweit internationale Kultur- und Musikfestivals, Open-Air-Festivals, Musikwettbewerbe u. v. a. m. Immer wieder beschäftigte mich jedoch das Thema »Heilung«. Der Wunsch, Krankheit und Heilung im ganzheitlichen Sinne, also unter Einbeziehung aller Medizin- und Heilsysteme, besser verstehen und nach westlichen Maßstäben adäquat diagnostizieren und therapieren zu können, wurde in mir immer stärker. Ich entschloss mich zur Aufnahme des Zweitstudiums Medizin.

Nach Abschluss des Medizinstudiums arbeitete ich zunächst im Rahmen der Facharztweiterbildung viele Jahre überwiegend schulmedizinisch und ergänzend dazu mit ganzheitlichen und komplementären Therapiemethoden. Doch immer wieder suchten mich Patienten auf, die von meiner früheren Erkrankung und meiner »Spontanheilung« gehört hatten, und mich baten, sie »anders« zu behandeln und ihnen mein »Rezept zur Heilung« zu verraten. So beschäftigte ich mich neben meiner tagtäglichen Auseinandersetzung mit den schulmedizinischen Methoden und den ergänzenden komplementären Therapien erneut mit dem Thema »Heilung«. Ich wollte herausfinden, welche Faktoren damals zu meiner Gesundung beigetragen hatten, um dieses Wissen an meine Patienten weitergeben zu können. Schnell wurde mir bewusst: Es gibt viele Mechanismen, die wirken. Wichtig ist dabei u.a. das Wissen um die Verbindung von Körper-Geist-Seele und die Erfüllung der Seelen-Herzenswünsche, um so ein Leben gemäß der inneren Wahrheit als Basis für Gesundheit und Glück im ganzheitlichen Sinn zu führen. Auch das Wissen um die energetischen Zusammenhänge ist von großer Bedeutung, denn dadurch habe ich erst erfahren, wie wichtig die Selbstliebe, die allumfassende Liebe, das Verbundenheitsgefühl sowie die Vergebung, die Hingabe, das Loslassen und die Dankbarkeit sind. Ich erkannte, dass in jedem Menschen eine große innere Heilkraft vorhanden ist, und lernte ein breites Spektrum an unterstützenden Therapieoptionen kennen, um diese zu aktivieren und zu stärken.

Über all die Jahre als Ärztin durfte ich zudem die Wirksamkeit der bedingungslosen Zuwendung zum Patienten kennenlernen. Selbst in der engen Zeitspanne, die mir im Rahmen meiner beruflichen Tätigkeit in einer Kassenarztpraxis für Konsultationen blieb, versuchte ich, Zeit und Ruhe für meine Patienten aufzubringen. Ich begann, auf meine Intuition zu vertrauen und achtsam zuzuhören, um die wahre Ursache für die Erkrankung des jeweiligen Patienten zu erkennen und mein (intuitives) Wissen in die Behandlung einfließen zu lassen. Die Erfolge waren verblüffend: Patienten veränderten sich oft schon während des Erstkontaktes und der Anamneseerhebung in ihrer Körperhaltung und Mimik, und in der Folge zeigten sich erstaunliche Gesundheitsverläufe. Immer mehr medizinische Kollegen zeigten Interesse an meiner Art, zu praktizieren und Patienten zu begegnen. Ein chirurgischer Kollege, der weder ganzheitlich arbeitet noch sich mit spirituellen Themen be-

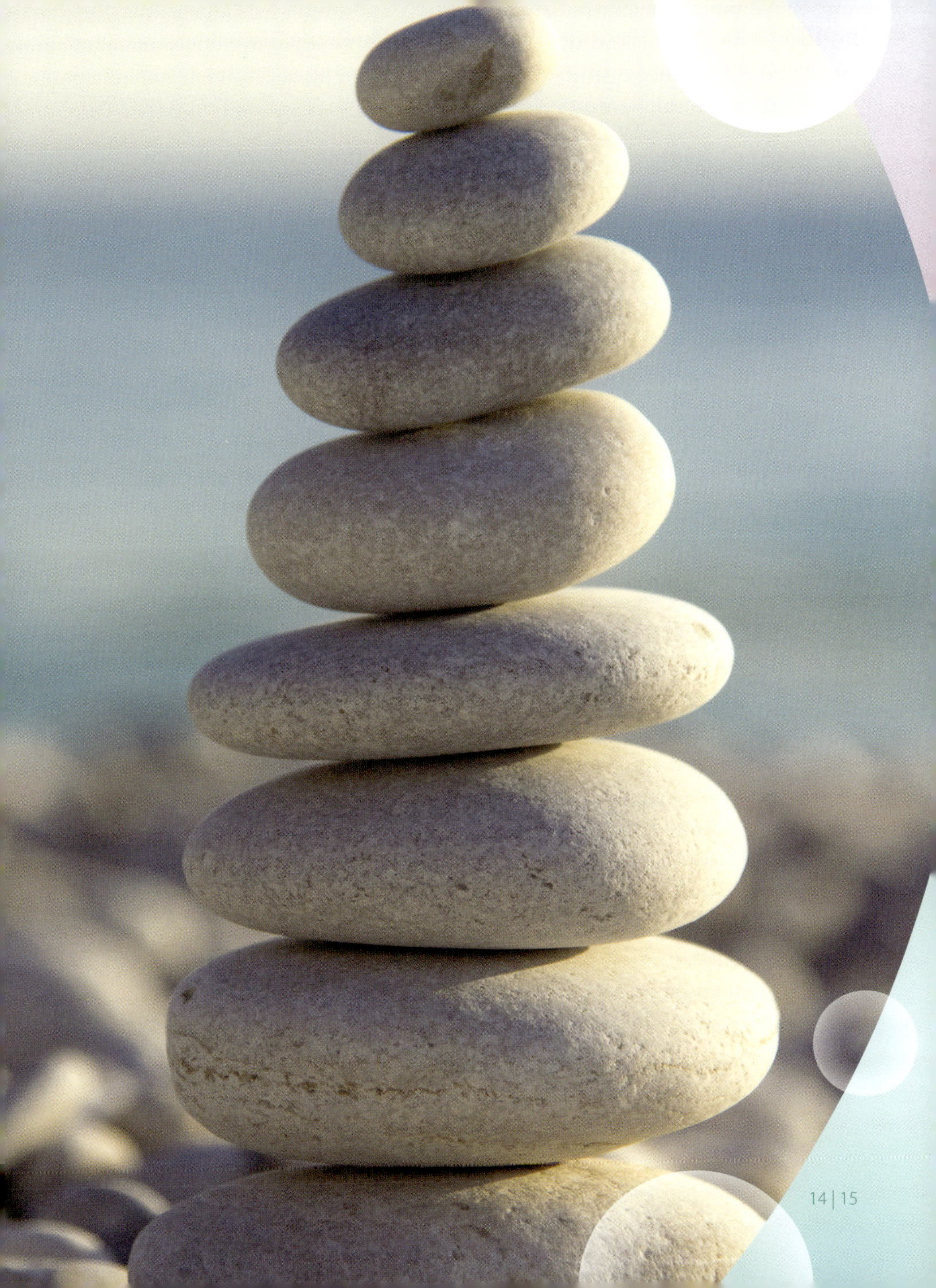

schäftigt, fragte mich einmal ganz unvermittelt: »Wie machst du das? Woher weißt du das alles? Ich will das auch können!«

Das vorliegende Buch ist aus dem Wunsch heraus entstanden, einen Leitfaden für mich selbst zu schreiben. Ich wollte mir bewusst werden, welche Faktoren zu meiner Gesundung beigetragen haben, welche Art von Medizin ich vermehrt praktiziere und wie ich mein Wissen auch Patienten zur Verfügung stellen kann. Doch seit ich den Begriff der Intuitiven Körper-Geist-Seele-Medizin für meine Art des Praktizierens geprägt habe, seit ich bereit bin, mein Wissen um die größeren energetischen Zusammenhänge und über meine eigene Heilung mit anderen zu teilen, traten viele Menschen, Patienten sowie Kollegen, mit der Bitte an mich heran, aus diesem persönlichen Leitfaden ein Buch zu machen. So habe ich den Leitfaden ergänzt – und das vorliegende Buch ist entstanden. Es handelt sich um ein Erfahrungsbuch, nicht um ein wissenschaftliches Buch. Ich erhebe an dieser Stelle und mit diesem Buch nicht den Anspruch, einen wissenschaftlichen Beitrag zu leisten.

»Das grundlegende Prinzip der Medizin
ist die Liebe.«

*Paracelsus (1493–1541)*

Im ersten Kapitel gehe ich auf die Intuitive Körper-Geist-Seele-Medizin ein. Ich beschreibe, was Intuition ist, was unter Intuitiver Körper-Geist-Seele-Medizin zu verstehen ist und wie sie gemeinsam mit integrativer Medizin ein sinnvolles Therapiekonzept ergibt. Weiterhin beschäftige ich mich mit der Definition von Heilung

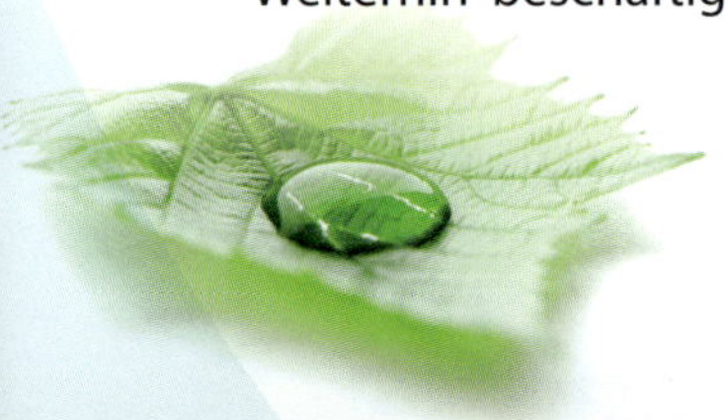

und Selbstheilung. Im zweiten Kapitel erörtere ich meine Art, die Intuitive Körper-Geist-Seele-Medizin zu praktizieren. Ich zeige auf, was ich im Heilungsprozess als Ärztin im Kontakt mit Patienten für wichtig erachte. Das dritte Kapitel beschäftigt sich mit den wichtigen Voraussetzungen zur Erlangung eines harmonischen inneren Bewusstseinszustandes, in dem die Selbstheilungskraft aktiviert und die Heilung unterstützt werden kann. Besonders hier erhalten Sie praktische Hinweise zur Aktivierung und Anregung der Selbstheilungskräfte.

Noch ein paar kurze Anmerkungen: Ich verwende meist die männlichen Formen »Arzt«, »Therapeut« und »Patient«, obwohl ich selbst eine Frau bin und um die Wichtigkeit der Sprache weiß. Im Lesefluss empfinde ich es jedoch als störend, sowohl die männliche als auch die weibliche Form zu verwenden, und aus diesem Grund habe ich mich bewusst für die Reduzierung auf die männliche Form entschieden. Bitte beachten Sie zudem, dass die Intuitive Körper-Geist-Seele-Medizin in Kombination mit integrativer Medizin die moderne, westliche Medizin *ergänzt* und nicht als eine allein anzuwendende Methode zu verstehen ist. Ich schätze die Schulmedizin sehr und wünsche mir, diese mit der hier vorgestellten Methode und mit medizinischen Therapien anderer geschätzter Kollegen erweitern und bereichern zu können. Mit diesem Buch hoffe ich, meinen Teil zur Verbreitung und zum Verständnis meiner unterstützenden Methode beitragen zu können.

# I

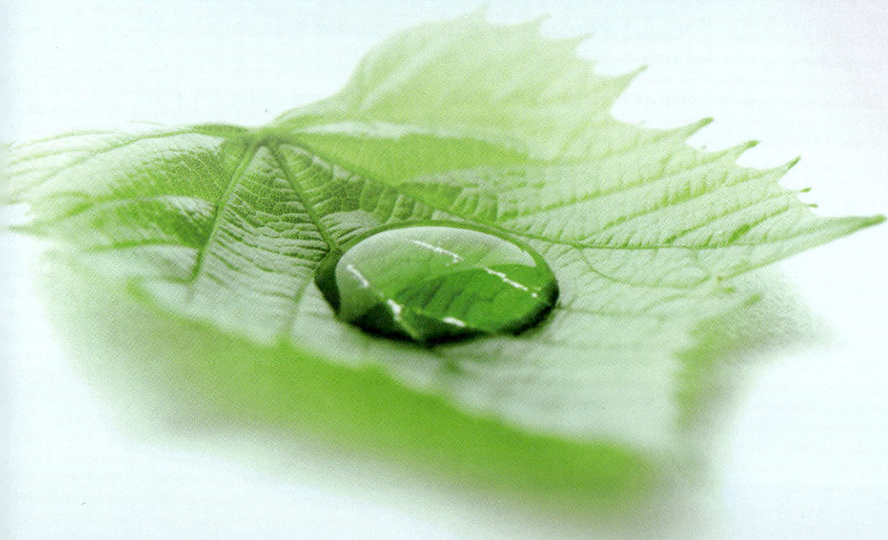

# Intuitive Körper-Geist-Seele-Medizin

# Intuition – Was ist das?

Intuition entspringt unserem tiefsten Inneren. Sie stellt eine Verbindung zum Höheren Selbst dar, dem universellen Bewusstsein, der universellen Energie. Sie ist unsere innere Stimme, die uns führt und weiß. Sie ist kein zufälliger Einfall, sondern ein Wissen, und sie lässt uns die Wahrheit ohne Erklärungen spüren. Sie kennt unsere wahre Einstellung, weiß, was wir wollen und wie wir es erreichen können. Sie ist ein Wissen, das die Vergangenheit, die Gegenwart und die Zukunft einbindet. Die eigenen inneren Wünsche werden ihr übermittelt, und sie findet in der Zukunft eine Möglichkeit, diese zu erfüllen. Sie kann als Sensor und Übermittler unserer Seele und unseres Herzens angesehen werden. Sie weist uns einen Weg jenseits des Verstandes und bringt uns in den Fluss des Lebens.

Ein Erklärungsmodell zur Intuition liefert der Neurobiologe, Arzt und Psychotherapeut Prof. Dr. Joachim Bauer. Er sieht in der Intuition eine biologische Resonanz, die unabhängig von unserem bewussten und willentlichen Denken durch sogenannte Spiegelneuronen ausgelöst wird. Diese sind dafür verantwortlich, dass wir einerseits die Emotionen unserer Mitmenschen spüren und andererseits unsere Mitmenschen mit unserem eigenen Befinden beeinflussen können. Die Funktion der Spiegelneuronen besteht darin, dass sich Menschen in Gruppen aufeinander einstellen können. Der britische Biologe Rupert Sheldrake sieht im System der Spiegelneuronen eine Art »Zweithirn«, das Informationen im Quantenfeld austauscht.[2] Seiner Meinung nach liegt der Intuition immer eine Art von Verbundenheit zugrunde: die Verbundenheit mit einem höheren Bewusstsein, mit der Natur und mit anderen

Menschen. Er plädiert für eine verstärkte Wahrnehmung der intuitiven Fähigkeiten, die jedoch im Einklang mit dem Verstand und mit Fakten genutzt werden sollten. Eine wichtige Rolle in Bezug auf unsere Intuition nimmt laut Prof. Gert Gigerenzer, Direktor am Max-Planck-Institut für Bildungsforschung, unser Gedächtnis ein. Hier werden unsere Erfahrungen und Kenntnisse abgespeichert, die dann unbewusst in Entscheidungssituationen zurate gezogen werden. Auch Robin Hogarth, Ökonom an der Universität Barcelona und Autor des Buches *Educating Intuition* (siehe Literaturhinweise), stützt diese These. Seiner Meinung nach sind Wissen und Erfahrung die Basis der Intuition, die sich über Gefühle vermittelt.

Dass wir unsere Intuition oft auch als »Bauchgefühl« wahrnehmen, erklärt sich folgendermaßen: Über 100 Millionen Nervenzellen, die identisch sind mit unseren Gehirnzellen, bilden das sogenannte enterische Nervensystem, das sich in unserem Verdauungssystem befindet. In diesem Nervensystem werden wie im Gehirn zu jeder Erfahrung neuronale Netzwerke geknüpft. Diese sind jeweils mit einem bestimmten Gefühl verbunden – so der Gastroenterologe Emeran Anton Mayer von der University of Californa über das Erinnerungsvermögen unseres Bauchhirns.

Intuition ist nach diesen Theorien also im Unterbewusstsein verankert, mit Emotionen verbunden und unserem Willen nicht untergeordnet. Die Amerikanerin Char Margolis, Medium und Trainerin zur Wahrnehmung der Intuition, ist sich dagegen sicher: Das innere Wissen, das uns intuitiv übermittelt wird, stammt von unserem Höheren Selbst, das mit dem universellen Bewusstsein verbunden ist. Das Unterbewusstsein und die Intuition sind ihrer Meinung nach nicht gleichzusetzen: Das Unterbewusstsein basiert auf Erfahrungen, die mit Emotionen verbunden sind und durch eine ähnliche Situation aktiviert werden; die Intuition ist emotionslos und erreicht uns als innere Stimme unabhängig von unserer Gefühlslage.[3] Sie entstammt, so Prof. Dr. Hans-Peter Dürr, Physiker und bis 1997 Leiter des Max-Planck-Instituts für Physik in München, einem alles verbindenden, größeren Hintergrund. Ein Einlassen auf die Intuition und auf eine Verbindung mit dieser anderen Dimension, mit diesem größeren Hintergrund, wird laut Prof. Dr. Dürr möglich, wenn der Verstand mit seiner Weisheit am Ende ist.

In der Philosophie des Ostens und aus spiritueller Sicht sitzt die Intuition im Stirnchakra, dem 6. Chakra. Es wird auch »Drittes Auge« genannt, weil es sehend macht und einen Blick in die Tiefe des universellen Bewusstseins gewährt. Das 6. Chakra beherbergt neben der Intuition zudem die Weisheit, die Erkenntnis und die Identität. Es wird auch als »Tor zur Seele« bezeichnet und ermöglicht uns, die allumfassende Liebe zu spüren, spirituelle Erfahrungen zu machen sowie eine Verbindung zum höheren Wissen herzustellen. Das Stirnchakra ist ein Energiezentrum, das in der Tiefe des Punktes zwischen den Augenbrauen liegt. An dieser Stelle sitzt anatomisch die Hypophyse, ein Teil unseres Gehirns.

## ÜBUNG

*Aus spiritueller Sicht sitzt die Intuition im 6. Chakra, dem Stirnchakra. Um dieses verstärkt wahrzunehmen, schließen Sie die Augen, und konzentrieren Sie sich auf den Punkt zwischen Ihren Augen. Öffnen Sie die Augen wieder, halten Sie die Innenseite des linken Daumens vor den Punkt, und beobachten Sie, was Sie spüren. Energien spüren wir mit den Innenseiten der Fingerspitzen. Anschließend legen Sie den Daumen auf die Haut und massieren kreisförmig das Chakra. Versuchen Sie die dort fließende Energie zu spüren.*

Welche Theorie zur Herkunft der Intuition auch immer richtig sein mag, in einem Punkt sind sich alle Forscher einig: Die innere Stimme existiert, und wir sollten uns auf sie verlassen! Der Verstand analysiert, ordnet ein und entscheidet nach Fakten. Die Intuition weiß einfach. Leben Sie entsprechend Ihrer Intuition, und hören Sie auf sie. Wenn Sie Ihre Intuition dann mit intellektuellem Wissen verbinden, können Sie nur gewinnen – denn auch in diesem Punkt herrscht Einigkeit unter den Forschern: Die bestmögliche Entscheidung fällt man in der Verbindung von Intuition und Verstand.

Alle Menschen verfügen über Intuition, nur häufig verlernen wir im Lauf des Lebens, diese wahrzunehmen. In der westlichen Welt lernen wir, dem Verstand zu gehorchen. Wir werden dazu angehalten, nur wissenschaftlichen Fakten zu glauben, Pro und Contra einer Situation rational abzuwägen und in diesem Sinne zu entscheiden. Vor allem in Unternehmen wird diese rationale Vorgehensweise erwartet. Studien haben jedoch bewiesen, dass Manager, die sich von ihrer Intuition leiten lassen, schnellere und effizientere Entscheidungen mit besseren Ergebnissen treffen als ihre logisch-analytisch vorgehenden Kollegen. Laut einer Studie des Wirtschaftswissenschaftlers Prof. Jon Aarum Andersen sind intuitive Manager die erfolgreichsten Manager innerhalb ihres Unternehmens.[4]

Doch wie können wir auf unsere Intuition hören? Wie können wir unsere innere Stimme wahrnehmen? Indem wir unseren Verstand zur Ruhe kommen lassen, denn im Augenblick der Stille meldet sich die Intuition und weist uns den Weg. Stress und Hektik beeinträchtigen unsere Wahrnehmung; im Moment der Ruhe aber melden sich über die Intuition unsere Seele und unser Herz zu Wort – Wunder und Heilung sind möglich.

Die Intuition zeigt sich in Form von Einsichten, oft als eine Art inneres Drängen. Häufig macht sie sich bemerkbar, indem sie Eingebungen schickt. So kann sie Ihnen z. B. übermitteln, dass Sie einen anderen Weg zur Arbeit nehmen oder jetzt einen Spaziergang machen sollten. Folgen Sie solchen Eingebungen, denn dann wird sich Ihr Leben so entwickeln, wie es für Sie richtig ist. Vielleicht machen Sie auf dem neuen Weg zur Arbeit oder beim Spaziergang eine besondere Bekanntschaft, die Ihnen »durch Zufall« den nötigen Input zur Lösung eines Problems gibt. Die Ihnen so zugesandte Idee verbinden Sie im Anschluss mit Ihrem intellektuellen Wissen, wodurch Sie die verschiedenen Ebenen zur Lösungsfindung miteinander verknüpfen.

Bezüglich einer Erkrankung kann die Intuition ein wertvoller Partner bei der Aufdeckung der Ursachen sein und auf diese Art und Weise die Behandlung unterstützen, auch wenn die Ursachenerkennung keine unbedingte Voraussetzung für die Heilung darstellt. Auch im Hinblick auf die Frage, welche Eigentherapien auf dem Weg zur Heilung sinnvoll sind, kann die Intuition gute Hinweise geben.

Im Kontakt mit meinen Patienten, der mit viel Zeit und innerer Ruhe, mit liebevoller Hingabe und einem geöffneten Herzen einhergeht, wurde ich häufig von den intuitiven Eingebungen meiner Patienten überrascht. Viele Patienten gaben im Gespräch plötzlich an, den Grund für ihre Erkrankung zu kennen oder ihn zu erahnen. Sie fingen an, vorsichtig von ihren beruflichen oder privaten Belastungen, von ihren Sorgen und Ängsten oder nicht erfüllten Bedürfnissen zu sprechen. Die leise Stimme der Intuition hatte diesen Patienten vermutlich schon lange den Weg gewiesen, wahrscheinlich noch bevor sie krank geworden waren, doch haben sie dieser Wahrheit nicht vertraut.

Sicher haben auch Sie schon oft die Stimme Ihrer Intuition vernommen, jedoch nicht auf sie gehört. Doch warum fällt es uns Menschen heutzutage so schwer, der inneren Stimme, dem Herzen, der Seele und damit der Intuition zu vertrauen? Die Antwort ist einfach: Weil wir es verlernt haben. Unsere innere Stimme ist oft leise, sie kommuniziert mit uns über ein plötzlich vorhandenes inneres Wissen oder über Gefühle. Oft spüren wir sie, vertrauen aber nicht auf dieses Wissen, weil unser Verstand etwas anderes sagt. Meist wollen wir diese Stimme auch gar nicht verstehen, weil das bedeuten könnte, das Vertraute verlassen, Neues wagen, Risiken eingehen und Veränderung im Leben vornehmen zu müssen.

Entschließen Sie sich dazu, Ihrer Intuition zu folgen. Nehmen Sie Kontakt zu Ihren Sehnsüchten, Gefühlen, Leidenschaften, Seelen- und Herzenswünschen auf. Diese zeigen Ihnen, wo Ihr Platz im Leben ist und was Sie glücklich macht. Sie wollen gelebt werden. Begeisterung für eine Sache zeigt Ihnen Ihren richtigen Weg. Hören Sie nicht auf, die durch die innere Stimme wahrgenommenen Wünsche zu erkennen, denn sonst wird Ihre Lebensenergie blockiert. Um seelisch, geistig und körperlich gesund und glücklich zu sein, muss die Energie fließen. Vertrauen Sie sich dem Lebensfluss an. Ich kann Sie nur dazu aufrufen und darin bestärken: Trauen Sie sich, Ihre Intuition für Lebensentscheidungen und für Ihre Heilung zu nutzen. Eine Kombination aus Intuition und Verstand kann Sie nur bereichern und ein Leben in Glück, Zufriedenheit und Gesundheit fördern.

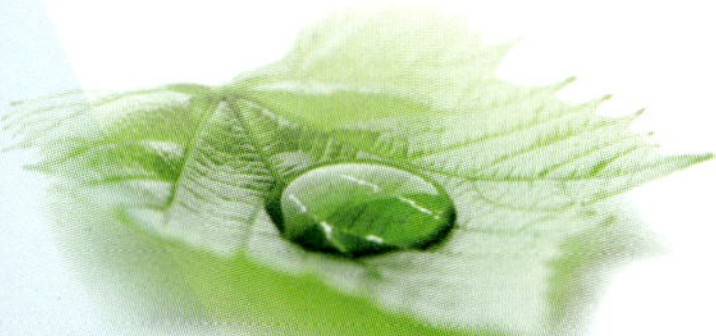

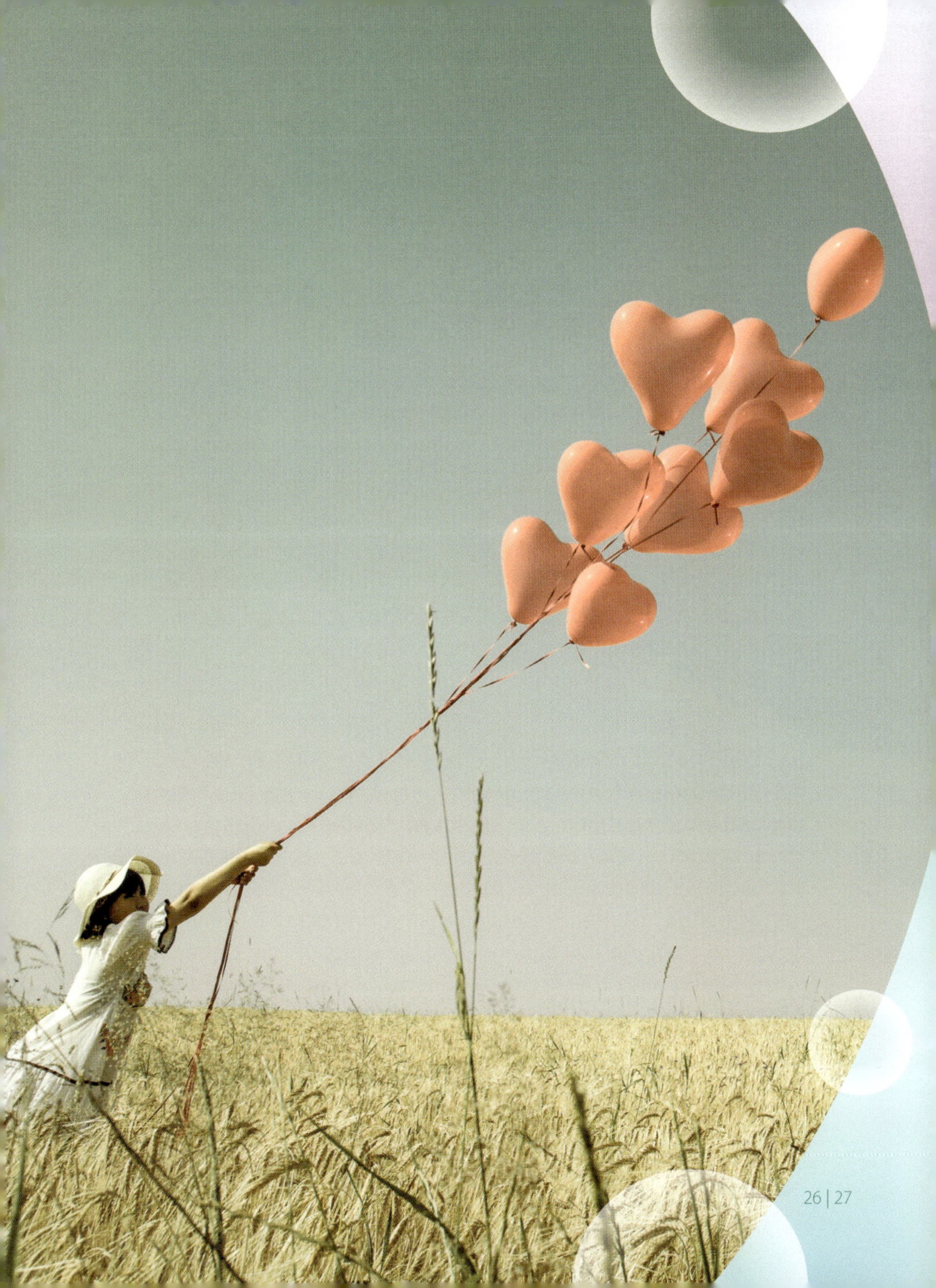

## Die Intuition des Arztes/des Therapeuten

Um die Intuitive Körper-Geist-Seele-Medizin zu praktizieren, ist es für den Arzt bzw. den Therapeuten wichtig, dem Menschen, der ihm gegenüber sitzt, das eigene Herz zu öffnen. Die Herzöffnung des Behandelnden erlaubt, dass er sich in seiner Gesamtheit als Person auf den Patienten einlässt. Erst ein geöffnetes Herz ermöglicht ein aktives und vorurteilsfreies Zuhören sowie ein Wahrnehmen und Spüren der arzt- bzw. therapeuteneigenen Intuition. Der Arzt bzw. Therapeut bringt durch diese innere Haltung alles in sich selbst zum Schweigen. Er ist in diesem Moment in vollkommener innerer Stille und lauscht nur der Erzählung des Patienten

> »Der ist ein Arzt, der das Unsichtbare weiß, das keinen Namen hat, keine Materie und doch seine Wirkung.«
>
> *Paracelsus (1493–1541)*

Das Zuhören mit geöffnetem Herzen und das Zulassen der intuitiven Fähigkeiten führen zu einem tiefen Verständnis des Patienten und zur Eingebung von intuitivem Wissen. Die Sorgen und Erkrankungen – seien sie physischer und/oder seelischer Natur – erschließen sich so auf eine ganz neue Art und Weise. Durch die Herzöffnung entstehen Präsenz, Empathie und echte Zuwendung. Zeitgleich stellt die Zuwendung, also die Hingabe, die Liebe und das Mitgefühl, einen Schlüssel zum Tor der Gesundheit dar. Es wäre wünschenswert, wenn Ärzte bzw. Therapeuten diese Fähigkeiten in die Begegnung mit Menschen einbringen würden, um durch das Vorleben einer achtsamen, liebevollen, mitfühlenden Haltung als Multiplikatoren wirken zu können. Intuitive Körper-Geist-Seele-Medizin bedeutet ein Sich-Einlassen des Behandelnden mit all seinen seelischen, geistigen, physischen und medizinischen Fähigkeiten. Es handelt sich dementsprechend um eine erweiterte Form der klassischen Arzt/Therapeut-Patienten-Beziehung und dient der Erfassung des Menschen als Ganzheit. Der Arzt bzw. Therapeut bringt sich vollkommen vorurteilsfrei in die Beziehung zum Patienten ein. Durch das Zulassen der intuitiven Fähigkeiten erhält der behandelnde Arzt bzw. Therapeut während des Patientengesprächs eine Vorstellung von der tieferen Ursache der Erkrankung. Er ist sich dabei aber immer bewusst, dass die Kenntnis der Ursache zwar eine Gesundung unterstützen kann, aber nicht unbedingt dafür nötig ist. Das Offensichtliche, die Erkrankung, ist nur ein kleiner Teil bzw. der sichtbare Ausdruck eines großen Ganzen.

Die intuitiv gewonnenen Erkenntnisse kann der Arzt bzw. Therapeut durch achtsam gewählte Worte in das Gespräch einbringen, um im Idealfall einen Prozess der Selbsterkenntnis bei dem betroffenen Menschen auszulösen. Die Erfahrung zeigt jedoch, dass es selten förderlich ist, das so erhaltene Wissen weiterzugeben. Sollte der Behandelnde dennoch entscheiden, dem Patienten seine Informationen zur Verfügung zu stellen, ist es wichtig, dem Patienten die eigenen Erkenntnisse bzw. Ideen nicht als unumstößliche Wahrheit mitzuteilen – denn eine absolute Wahrheit gibt es nicht. Intuition kann fehlinterpretiert werden und wäre in diesem Fall nicht hilfreich. Intuitives Wissen sollte lediglich unterstützend zur Selbsterkenntnis des Patienten beitragen, denn nur eine durch den Menschen selbst gewonnene Erkenntnis oder das eigenständige Finden des individuellen Weges kann zur Ganzheit und damit zur Heilung führen. Die Aufgabe des Arztes bzw. Therapeuten ist es, durch die intuitiv erfahrene Information und in Kombination mit seinem medizinischen Wissen einen Weg aufzuweisen und Hoffnung zu spenden. Allein das kann bereits der Beginn einer Heilung sein! Ergänzend dazu werden durch die Anwendung geeigneter Therapien die Selbstheilungskräfte des Patienten gefördert. Diese Heilmethode berücksichtigt also die Individualität des Menschen und seinen jeweiligen geistig-seelischen Zustand. Ziel ist immer, die Selbstverantwortung des Patienten für seine Gesundheit und seine Heilung zu fördern und die Selbstheilungskräfte zu aktivieren.

Nicht immer übermittelt sich dem Behandelnden, der sich seinen intuitiven Fähigkeiten öffnet, sofort ein tiefes Wissen. Ist der Arzt bzw. Therapeut z. B. stark mit dem Patienten verbunden, können sich die Gefühle des Patienten auf den Arzt bzw. Therapeuten übertragen und das Empfangen der arzt- bzw. therapeuteneigenen Intuition behindern. Wahrgenommen wird dann die Gefühlslage des Patienten – die zwar ebenfalls eine wichtige Quelle für ein heilsames Arbeiten darstellen kann, jedoch nicht einem universellen Wissen entspringt. Es ist für Ärzte bzw. Therapeuten also immer wichtig zu unterscheiden, ob die reine Intuition wahrgenommen wird oder ob eigene Gefühle oder die Gefühle des Patienten die Wahrnehmung der Intuition blockieren. Erfahrung hilft bei der Unterscheidung. Je öfter Ärzte bzw. Therapeuten in ihrer Arbeit die Verbindung zu ihren inneren und intuitiven Fähigkeiten einsetzen, desto sicherer werden sie im Umgang mit diesen. Die Intuition zu trainieren, ist vergleichbar mit dem Training eines Muskels: Je häufiger er benutzt wird, desto stärker wird er. Der Wille, die intuitiven Fähigkeiten anzuwenden, und die Freude am Ausprobieren und am Üben stellen einen Weg zur verstärkten Wahrnehmung dar. Es kann geschehen, dass während des Übens Fehler passieren – oft durch Zweifel, ob es wirklich die innere Stimme ist, die vernommen wird. Um die Zweifel zu überwinden, hilft ein tiefes Vertrauen in sich selbst, in die eigenen Fähigkeiten. Der Glaube an sich selbst erhöht die Lernfähigkeit.

Eine weitere mögliche Fehlerquelle stellt die falsche Interpretation einer empfangenen intuitiven Information dar. Die Intuition sagt zwar immer die Wahrheit, es kann aber sein, dass diese vom »Empfänger« zunächst falsch gedeutet und erst zu einem späteren Zeitpunkt richtig verstanden wird. Dies ist ein normaler Lernprozess – und er lohnt sich. Bei einer auftretenden Unsicherheit, ob die Interpretation der erhaltenen Information richtig ist, ist es hilfreich, sich erst einmal innerlich für die Botschaft zu bedanken und sie dann loszulassen. Im Laufe der Zeit wird die Nachricht der inneren Stimme immer klarer werden. Innere Ausgeglichenheit unterstützt den Empfang und die richtige Deutung einer Information. Trauen sich Ärzte bzw. Therapeuten, auf die innere Stimme zu hören, werden sie im Laufe der Zeit ungeahnte Möglichkeiten zur Unterstützung ihrer Patienten entdecken.

Das Ziel dieser Art von praktizierter Medizin ist, die auf dem Wege der Intuition und durch aktives Zuhören in der Anamnese erhaltene Information mit medizinischem Wissen zu verknüpfen und für ein ganzheitliches Therapiekonzept einzusetzen. So wird sichergestellt, dass die Aktivierung der Selbstheilungskräfte des Patienten bestmöglich unterstützt wird.

## Die Intuition des Patienten

Die Intuition wahrnehmen und so ein wichtiges Element zur Heilung zu berücksichtigen, sollte nicht nur der Arzt bzw. Therapeut, sondern in besonderem Maße auch der Patient. Jeder Mensch verfügt über Intuition und ist über eine universelle Energie mit dem höheren Bewusstsein verbunden. Die Intuition teilt dem Patienten mit, was benötigt wird und was hilfreich für die Gesundung ist. Sie ist Ausdruck der eigenen Seele. Im Rahmen einer angewandten Intuitiven Körper-Geist-Seele-Medizin ist die Patientenbeteiligung also von entscheidender Bedeutung.

In dem Arzt/Therapeuten-Patienten-Kontakt ist es wichtig, was Sie als Patient hinsichtlich Ihrer Erkrankung fühlen und was Ihre Intuition zu den Ursachen der Erkrankung, zu Ihrer inneren Wahrheit und den vorgeschlagenen Therapien sagt. Sie sind Experte Ihres Körpers, Ihres Geistes und Ihrer Seele! Wenn Sie auf Ihre Intuition hören, wird sie Ihnen sicher den Weg weisen. Möglicherweise verändern Sie Ihr ganzes Leben, wechseln den Beruf, Ihre sozialen Kontakte und vieles mehr. Es ist aber auch möglich, dass Sie merken, dass Sie mit Ihrer Erkrankung gerade jetzt, in diesem Augenblick, genau an dem richtigen Ort sind – mit den für Sie und in Bezug auf Ihr inneres Wachstum richtigen Menschen. Mit den richtigen Ärzten oder Therapeuten, die Sie auf Ihrem Weg zur Selbsterkenntnis unterstützen und Ihnen mit den richtigen Therapien helfen, Ihre Selbstheilungskräfte zu aktivieren.

Vertrauen Sie Ihrer Intuition, vertrauen Sie sich selbst. Ihre Seele ist verbunden mit der universellen Energie, dem höchsten Bewusstsein. Sie sind eingebunden in die große Einheit des Lebens, und

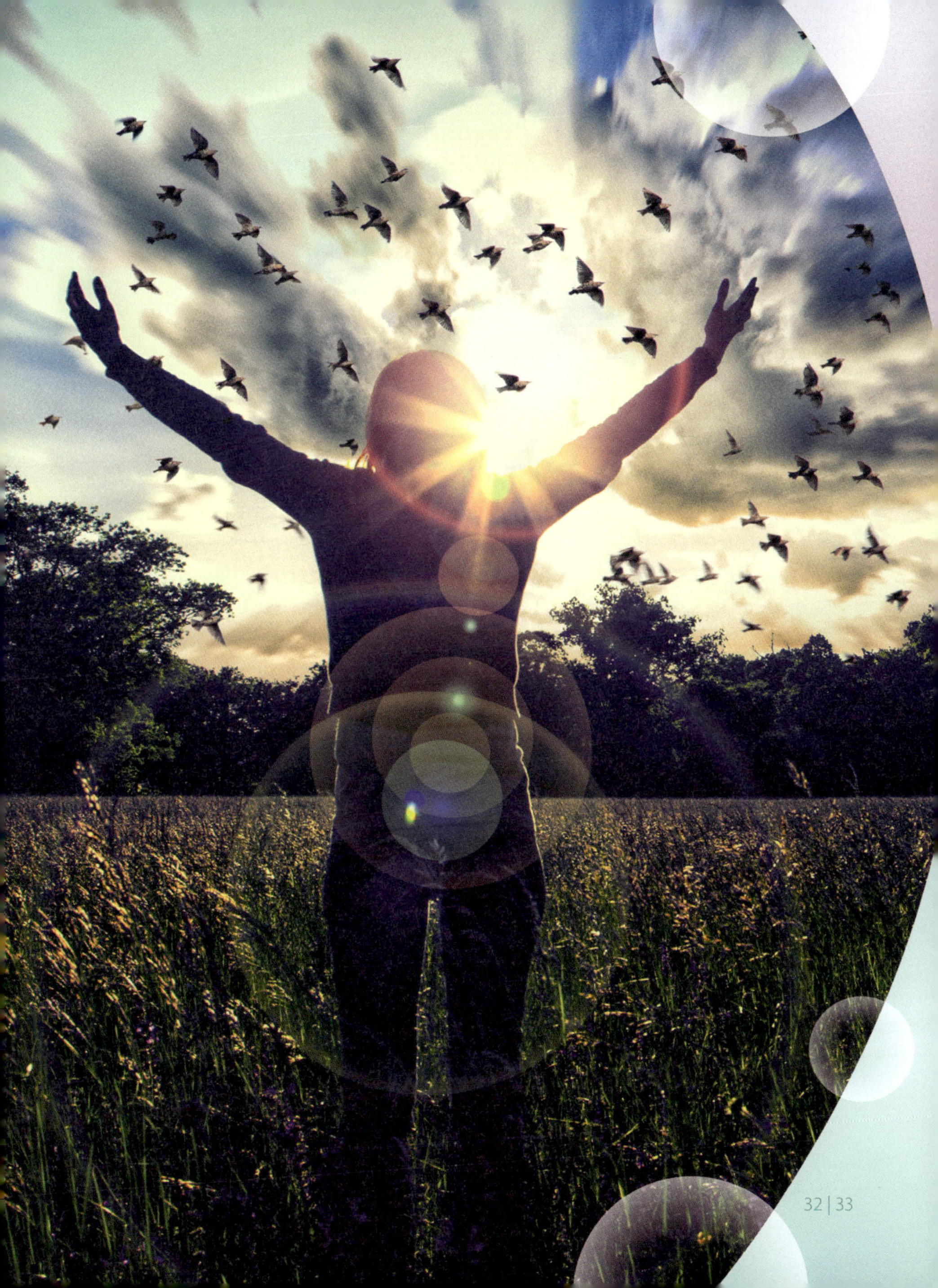

mit Ihrer Intuition erhält das höchste Bewusstsein einen direkten Zugang zu Ihnen.

Wie spüren Sie die Intuition? Das kann ganz unterschiedlich sein. Es gibt vielfältige Beschreibungen, wie sich die Intuition bemerkbar machen kann, z. B. durch ein plötzliches tief empfundenes Wissen, das ohne vorherige Gedankenarbeit vorhanden ist. Auch können Gefühle im Herzen oder im Bauchraum auftreten – dies sind Zeichen unseres Herz- oder Bauchgehirns. Unser Herz und unser Darm besitzen ein eigenes Nervensystem, eine Art unabhängiges Gehirn, das Eindrücke registriert und sich verändert, während es Erinnerungen speichert. Das Herz und der Darm nehmen wahr und fühlen. Diese Gefühle sind oft Vorläufer des tiefen Wissens und stellen ein wichtiges Hilfsmittel für Entscheidungen dar. Als Ärztin empfinde ich es als ein schönes Zeichen, wenn Patienten mir von der Wahrnehmung ihres eigenen Herz- oder Bauchgehirns berichten. Es zeigt, dass sie ihre Verbindung zur ihrem Inneren spüren oder diese Verbindung neu entdecken.

Es gibt viele Übungen, um die Stimme der Intuition zu hören und die Anzahl ihrer Botschaften zu erhöhen. Ich stelle Ihnen im Anschluss einige vor, sodass Sie selbst tätig werden und entscheiden können, welche Übung die für Sie sinnvollste ist. In diesem Zusammenhang bitte ich Sie aus tiefstem Herzen: Setzen Sie sich selbst nicht unter Druck! Und lassen Sie sich auch nicht von anderen unter Druck setzen, nicht von Ärzten, Therapeuten, Heilern, Freunden, Arbeitskollegen, Nachbarn, Ihren Kindern oder anderen Menschen in Ihrem Umfeld. Das gilt nicht nur für das Wahrnehmen der eigenen Intuition, sondern für alles, was ich in diesem Buch schreibe, und für alles, was mir in meiner Tätigkeit als Ärztin wichtig ist.

Versuchen Sie nicht, krampfhaft Ihre Intuition zu spüren. Es ist möglich, dass Sie zunächst Ihre innere Stimme nur ganz leise oder womöglich gar nicht vernehmen. Das macht nichts! Sie sind auf dem Weg, und das zählt. Alles, was einen Erwartungs- oder Erfolgsdruck auslöst, ist kontraproduktiv. Dies gilt für Heilung und Gesundung im gleichen Maße wie für alle anderen Lebensbereiche auch. Wenn Sie sich unter Druck fühlen, blockieren Sie sich selbst, und dann kann Heilung nicht geschehen. Heilung bedeutet, im Fluss mit dem Leben zu sein – und eine Blockade unterbricht das Fließen. Sollten Sie willentlich also keinen Zugang zur Intuition bekommen, lassen Sie den Gedanken daran einfach fallen. Machen Sie sich keine Vorwürfe. Vergessen Sie einfach das Thema »Intuition«! Irgendwann wird genau dieses Vergessen bzw. Loslassen der sichere Weg zu Ihrem Inneren sein und die Heilung unterstützen. Bitten Sie den Verstand um Rücksicht, und vertrauen Sie Ihrem Herzen und Ihrer Seele. Dann werden Sie plötzlich, nach dem Loslassen eines unbedingten Willens, die innere Stimme vernehmen und die Botschaft verstehen.

## ÜBUNGEN

*Um die Intuition zu spüren, ist es sinnvoll, den eigenen Körper und seine Signale bewusst wahrzunehmen. Legen oder setzen Sie sich bequem hin, und beobachten Sie Ihren Atem. Nur beobachten, nicht beeinflussen! Wo fließt der Atem hin? Ist er oberflächlich oder tief? Nach einiger Zeit beginnen Sie, den gesamten Körper von Kopf bis Fuß gedanklich zu durchlaufen. Achten Sie auf Ihr Körpergefühl. Fühlt sich Ihr Kopf leicht an oder empfinden Sie Druck? Wie fühlen sich Ihre Arme, Ihr Oberkörper und Ihre Beine an? Wandern Sie mit Ihrer Aufmerksamkeit Ihren gesamten Körper entlang – von oben, beginnend beim Scheitel, bis nach unten zu den Füßen und wieder zurück nach oben. Eventuell spüren Sie ein Kribbeln, eine Schwere, Wärme oder Leichtigkeit. Sie haben nun Ihren Körper bewusst wahrgenommen und sind dadurch empfänglicher für Ihre intuitiven Eingebungen geworden.*

*Schaffen Sie sich Entspannungsinseln im Alltag, und lassen Sie Ihren Gedanken freien Lauf. Tagträumen Sie unabhängig von Ihrem Verstand, und stellen Sie sich Ihr perfektes Leben vor. Über die inneren Bilder erhalten Sie einen Zugang zu versteckten Bewusstseinsebenen, die Ihnen wiederum dabei helfen, Ihre innere Stimme wahrzunehmen.*

*Laufen Sie! Bewegung unterstützt Ihre Intuition. Während des Laufens, Walkens oder Spazierengehens kommt oft die Lösung für ein Problem, häufig in Form von Eingebungen. Folgen Sie Ihren Impulsen beim Laufen, und entscheiden Sie spontan, welchen Weg Sie nehmen. Zusätzlich werden durch die Bewegung auf körperlicher Ebene die Selbstheilungskräfte aktiviert!*

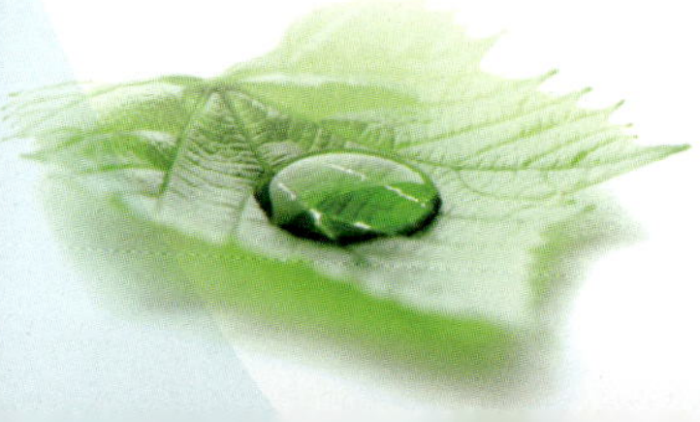

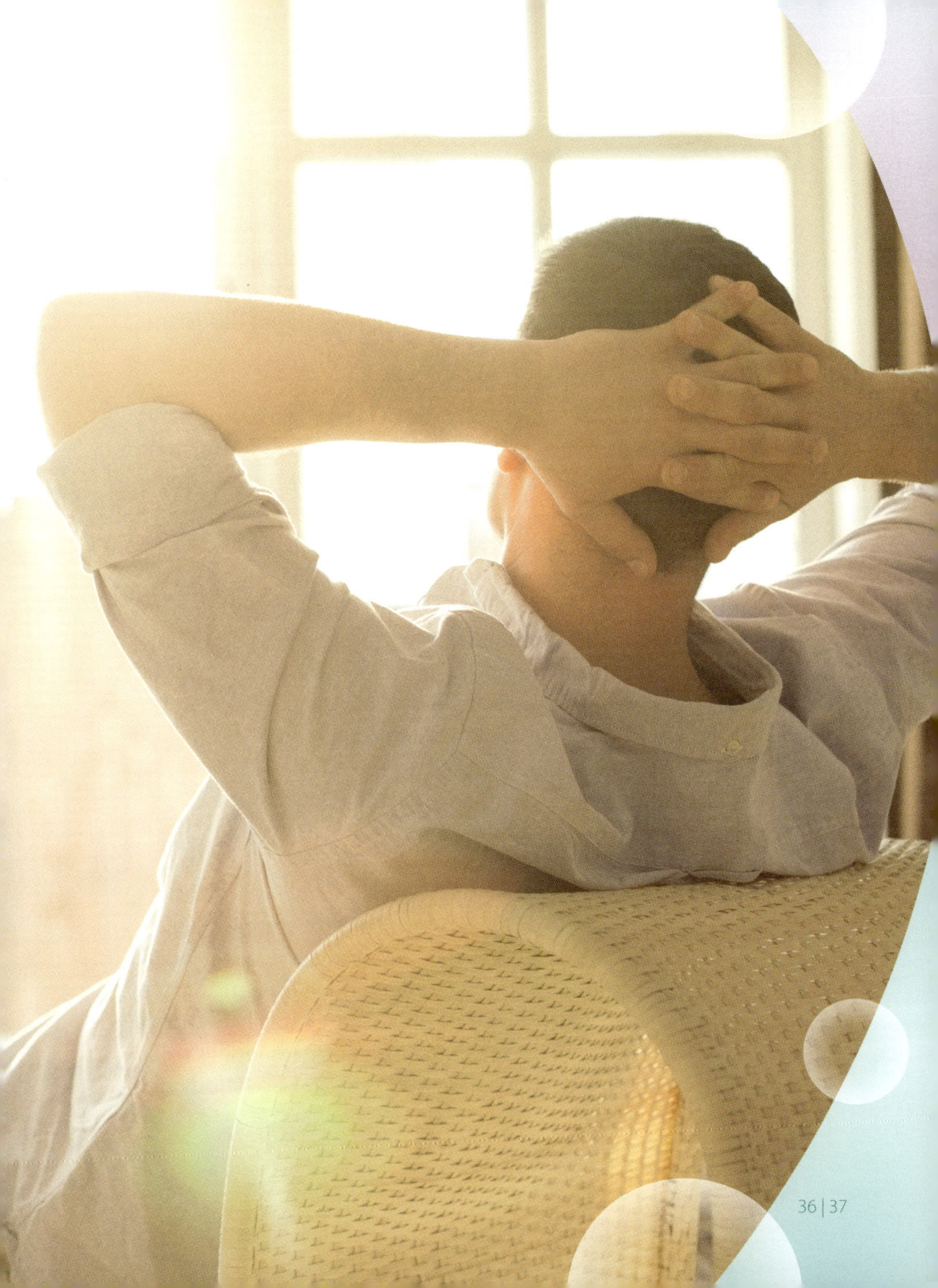

# Energie

In den ersten Kapiteln haben Sie viel über die Intuition erfahren. Dabei habe ich mich immer wieder auf die allem zugrunde liegende Energie bezogen. Zum besseren Verständnis der Intuitiven Körper-Geist-Seele-Medizin möchte ich daher kurz auf das Thema »Energie« eingehen.

In uns allen steckt eine Lebenskraft, eine Energie, die wirken kann, wenn wir zur Ruhe kommen. Diese Energie ist verbunden mit dem universellen Feld. Dadurch sind wir eingebunden in ein großes Ganzes, in ein reines oder universelles Bewusstsein. In den verschiedenen Kulturen gibt es viele Namen für diese Lebenskraft, für diesen Urgrund, aus dem alles entsteht und mit dem wir immer vereint sind. Alle Weltreligionen wissen um diese Verbindung und haben einen eigenen Begriff dafür. Seit Jahrtausenden ist das Wissen, dass das Universum einschließlich aller Lebewesen und aller Materie ein zusammenhängendes Ganzes ist, eine der Grundthesen der fernöstlichen Philosophien. Wenn auch wir diese Annahme einer Verbundenheit in einem universellen Feld als Grundlage für unsere Medizin nehmen, eröffnen sich im Heilungs- und Selbstheilungsprozess ungeahnte Möglichkeiten.

Viele Menschen im westlichen Kulturkreis fällt es allerdings schwer, an diese eine Kraft, an diesen Urgrund, an das Universelle zu glauben. Die Vorstellung, dass alles mit allem verbunden ist und wir alle in einem allumfassenden, zusammenhängenden großen Energiefeld existieren, erscheint vielen »zu unwissenschaftlich« oder »zu spirituell«. Dabei stützen die Erkenntnisse der Quantenphysik und die Relativitätstheorie genau dieses Wissen. So beschäftigt sich

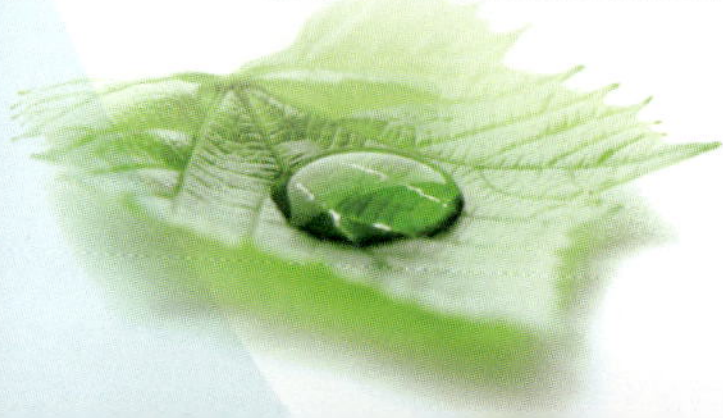

die Quantenphysik mit atomaren und subatomaren Informationen, und aus der Relativitätstheorie geht hervor, dass Materie und Energie äquivalent sind ($E = mc^2$). Auch die aktuellen experimentellen Nachweise der Gravitationswellen passen zu diesem Thema. Jede Materie befindet sich in einer ständigen Verbindung bzw. in einem permanenten Austausch mit anderer Materie.[5] Und da Lebewesen ebenfalls Energiesysteme sind, befinden auch sie sich im ständigen Austausch mit ihrer Umwelt und mit dem universellen Energiefeld.

Der amerikanische Physikprofessor John Archibald Wheeler beschäftigte sich u. a. mit der Frage, ob der Mensch Beobachter oder Teilnehmer im Universum ist. Seine Forschungen ergaben, dass die Vorstellung, »draußen« gäbe es das Universum und »hier« gäbe es den Menschen bzw. den Beobachter, falsch sei. Das Universum ist seiner Meinung nach ein Universum des wechselseitigen Teilnehmens.[6]

Aus Sicht der Quantenphysik können bezüglich eines einzelnen Objektes keine kausalen, also auf Ursache und Wirkung beruhenden Aussagen getroffen werden. Kausale Aussagen lassen sich nur in Bezug auf eine Gesamtheit von Objekten machen. Über einzelne Objekte lassen sich nur Wahrscheinlichkeiten aussprechen. Das bedeutet, es ist nicht möglich zu behaupten, dass ein Objekt an einem bestimmten Ort ist. Es besteht nämlich immer die Möglichkeit, dass es sich an einem anderen Ort aufhält, wenn man es misst und damit die Realität dieses Objektes verändert. Bereits die Messung an sich verändert schon das Ergebnis. Eine Krankheit ist in diesem Verständnis also nicht unumstößlich vorhanden, sondern kann ebenso auch nicht vorhanden sein.[7] Und was in Bezug auf

Gesundheit besonders wichtig ist: Der Mensch kann durch Gedanken und durch die so vermittelte Information alles um sich herum, das Materielle wie das Immaterielle, beeinflussen. Zu dieser Erkenntnis kam der britische Physiker Paul Davis, der 1990 entdeckte, wie sich der Spin, der Eigendrehimpuls von Elektronen, durch unsere Gedanken ändert und dadurch die Bindungsfähigkeit von Atomen beeinflusst.

Zusammenfassend lässt sich also sagen: Materie ist nur eine andere Form von Energie. Auch Gedanken sind Energie – und diese können laut dem Geologen und Autor Gregg Braden und vieler wissenschaftlicher Studien die DNA und Materie verändern.[8] Krankheiten auf körperlicher Ebene können demnach durch Veränderungen auf energetischer oder informeller Ebene gebessert oder sogar geheilt werden.

Weitere Physiker, die auf dem Gebiet der Quantenphysik forschten, erkannten zudem, dass ihre Versuchsergebnisse nicht »objektiv« waren. Ihre Ergebnisse hingen jeweils von ihren eigenen Erwartungshaltungen ab, weil diese die Auswahl und Durchführung des Experiments beeinflusst hatten. Die Realität eines Quantenobjekts war dadurch festlegt worden. Es lässt sich also festhalten: Das stoffliche Ergebnis hängt von der nichtstofflichen Beeinflussung ab. In Bezug auf das Thema »Heilung« bedeutet dies, dass die Gedanken und das Handeln des Arztes bzw. Therapeuten sowie aller am Prozess Beteiligten unmittelbar Einfluss auf den Patienten haben. Die innere Einstellung und Haltung des Arztes bzw. Therapeuten im Sinne einer wohlwollenden Absicht, einer liebevollen Hingabe und eines Vertrauens in die Heilung und Selbstheilung des Patienten können dementsprechend bereits heilend wirken.

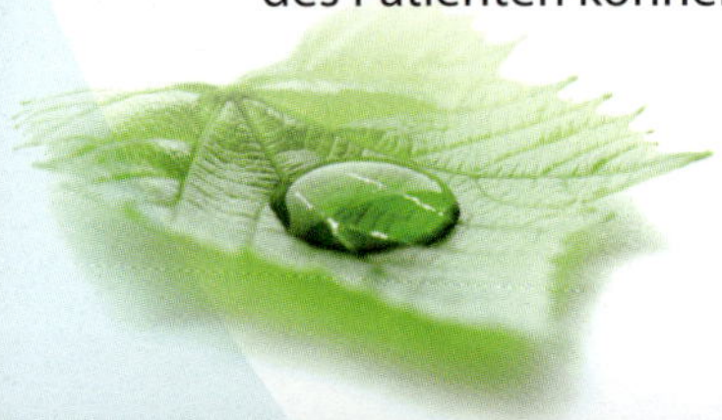

Die Chancen auf Heilung hängen also auch naturwissenschaftlich bzw. quantenphysikalisch begründbar davon ab, ob Arzt bzw. Therapeut und Patient Heilung erwarten und daran glauben. Ebenfalls physikalisch begründbar und nachweisbar ist, dass Materie durch Informationen verändert werden kann, und dass Gedanken somit als eine existierende Energieform Wirkung auf den Heilungsprozess haben. In diesem Sinne nutzen viele schamanische Rituale durch die Erzeugung einer großen Erwartungshaltung genau diesen Effekt für die erwartete Heilung.[9]

Sie sehen also, dass die seit Jahrhunderten praktizierte Trennung zwischen naturwissenschaftlichem und spirituellem Wissen durch die Erkenntnisse der Quantenphysik aufgehoben worden ist. Und es sind vor allem die neuesten physikalischen Erkenntnisse, die »nicht gläubigen« oder »nicht spirituellen« Menschen einen Zugang zu der hier vorgestellten Intuitiven Körper-Geist-Seele-Medizin ermöglichen.

# Intuition wahrnehmen und Energien spüren

Jeder Mensch verfügt über intuitive Fähigkeiten, kann Energien spüren und das Wahrnehmen der Intuition trainieren. In Bezug auf Themenbereiche, in denen wir über Expertenwissen verfügen, gelangen wir zu besonders guten intuitiven Lösungen. Studien haben gezeigt: Menschen, die länger als fünf Jahre in einem Themenbereich tätig sind, liegen mit ihren Bauch- bzw. Spontanentscheidungen in ca. 70 % der Fälle richtig.[10] Es lohnt sich also, die Wahrnehmung Ihrer Intuition und der Sie umgebenden Energie zu trainieren. Auch können Sie die Intuition und Ihre Energie erhöhen. Ihre Energie zu steigern, ist erdenklich einfach: Tun Sie einfach, wozu Sie Lust haben und was Ihnen Freude bereitet! Folgen Sie Ihrer Seele und Ihrem Herzen, und schenken Sie sich Freude durch Beziehungen und Aktivitäten, die Sie stärken (mehr dazu ab S. 106). So erhöht sich automatisch Ihre Energie.

Je öfter Sie Ihrer inneren Stimme lauschen und in ihrem Sinne handeln, desto leichter wird es Ihnen fallen, die Zeichen der Intuition zu deuten. Sie werden feinfühliger und offener für die Botschaften, die Ihnen ständig zugesandt werden. Zu Beginn werden Sie Ihrer inneren Stimme womöglich nicht glauben. Ihr Verstand wird sich einschalten und Eingebungen als »nicht existent« abtun. Mit der Zeit werden Sie aber immer mehr Sicherheit in der Wahrnehmung Ihrer Intuition spüren, und Sie werden verblüfft sein, wie leicht Antworten in Ihrem Bewusstsein auftauchen.

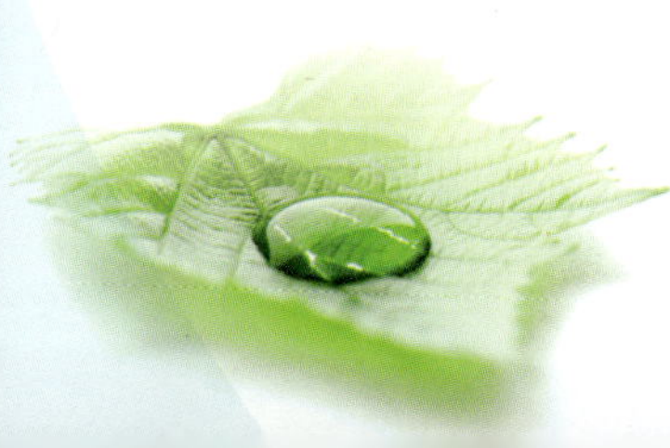

Unser Gehirn sendet in Entscheidungssituationen zusätzlich sogenannte somatische Marker aus, also bestimmte Körperempfindungen. Diese lassen sich darauf zurückführen, dass der unbewusste Teil unseres Gehirns ca. 300 000 Mal schneller Informationen verarbeitet als unser Bewusstsein – und daher unser Körper vor unserem Geist reagiert. Wärme im Bauchbereich, eine Weite im Brustkorb oder ein freudiges Körpergefühl sind zustimmende Zeichen; Muskelverspannungen, Magenbeschwerden oder ein Zittern hingegen warnende Zeichen. Fühlen Sie einen Kloß im Hals, sollten Sie ebenfalls vorsichtig sein und Ihre Entscheidung lieber noch einmal überdenken. Um Ihrer Intuition zum Durchbruch zu verhelfen und sie bei bestimmten Situationen einsetzen zu können, können folgende Fragen helfen:

»Seit wann habe ich die Erkrankung bzw. das Problem?«
»Was ist bis zum Zeitpunkt der Erkrankung in meinem Leben und in meiner Umgebung passiert?«

## ÜBUNG

*Zu Beginn eines Intuitionstrainings ist es hilfreich, wenn Sie sich an Augenblicke erinnern, in denen Sie bereits Ihre innere Stimme vernommen haben. Jeder Mensch hat schon einmal solche Situationen erlebt, z. B. in Form einer plötzlichen Ahnung oder eines Bauchgefühls, das wider dem Verstand vorhanden war. Eventuell haben Sie sich später geärgert, weil Sie trotz dieser intuitiven Eingebung Ihrem Kopf die Entscheidung überlassen haben. Vielleicht sind Sie aber bereits damals schon Ihrer inneren Eingebung gefolgt. Schreiben Sie die Erinnerungen an derartige Momen-*

te auf. Notieren Sie auch die Folgen Ihrer damaligen Entscheidungen. So werden Sie gewahr, dass Sie über Intuition verfügen, und es nun lediglich darum geht, diese stärker zu spüren. Berücksichtigen Sie sie bewusst bei Ihrer nächsten Entscheidungssituationen, z. B. indem Sie Folgendes tun:[11]

› Halten Sie inne, bevor Sie Ihre Entscheidung treffen. Schließen Sie die Augen, und konzentrieren Sie sich auf die innere Stimme.

› Achten Sie auf das Auftauchen eines Gefühls im Bauch oder im Herzen. Stellen Sie sich die Frage: »Ja oder nein?« Kommt keine eindeutige Antwort, stellen Sie sich die Möglichkeiten nacheinander bildlich vor. Welche Version löst ein Wohlgefühl in Ihnen aus? Bei Ja fühlen Sie unter Umständen ein warmes Gefühl oder ein Kribbeln, bei Nein eine innere Abwehr oder einfach nichts.[12]

› Konzentrieren Sie sich auf die erste Idee, Antwort oder Eingebung, die Ihnen in der Situation kommt, und handeln Sie entsprechend. Übergehen Sie eine derartige Eingebung nicht, weil Ihr Verstand mit einer Analyse beginnt. Die gedankliche Überlagerung verdeckt oft die tiefe Wahrheit und Erkenntnis. Widerstehen Sie dieser Analyse. Vertrauen Sie Ihrer ersten intuitiven Eingebung oder Ihrem ersten Gefühl, ohne herausfinden zu wollen, was es bedeutet.

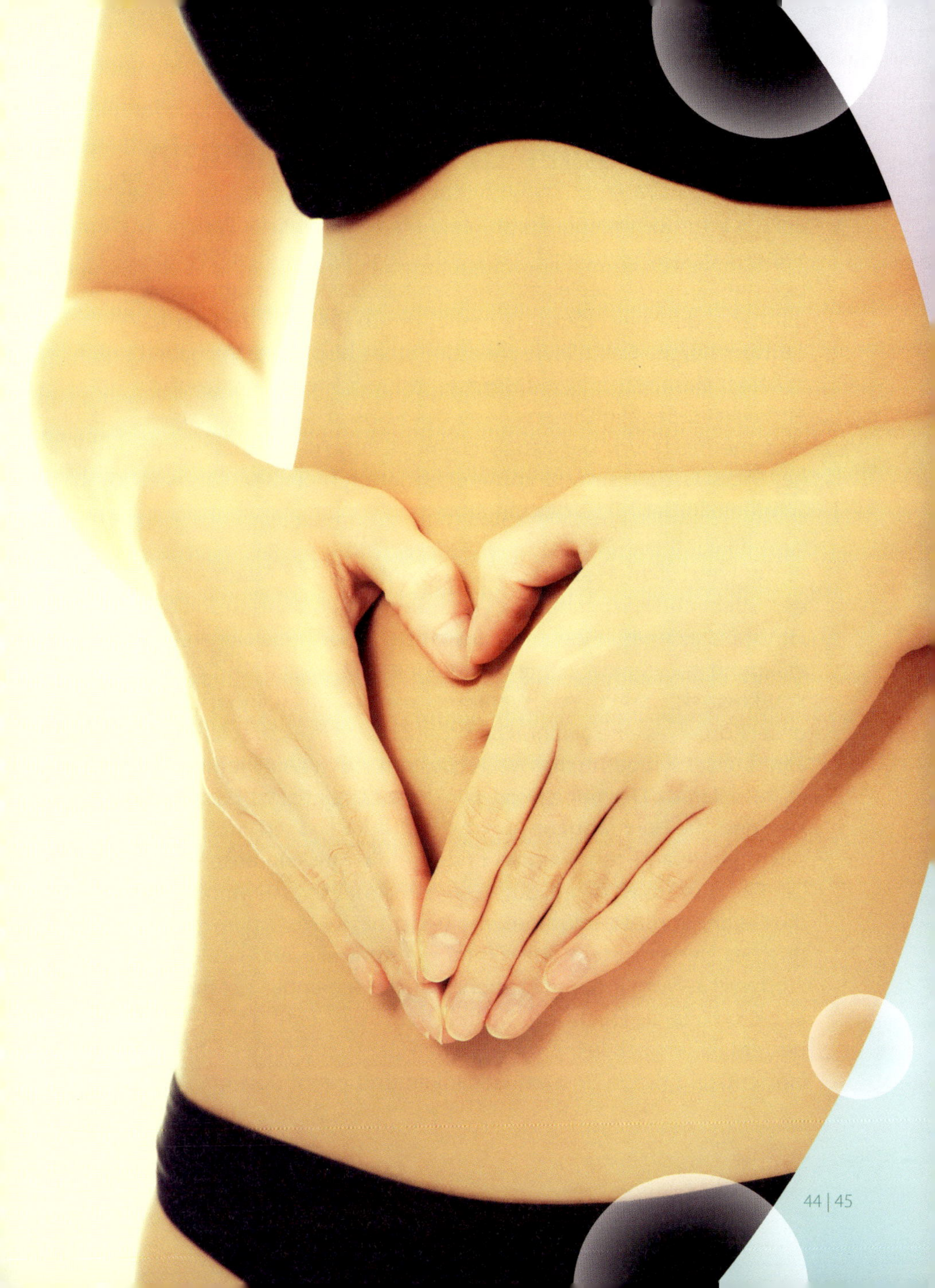

# Intuitive Körper-Geist-Seele-Medizin

Bei der Intuitiven Körper-Geist-Seele-Medizin steht der Patient in seiner Einzigartigkeit im Mittelpunkt. Beachtet werden der Körper, der Geist, die Seele und die Gefühle. Das Hauptaugenmerk gilt dabei der Seele, denn sie besitzt große Heilkraft. Ziel der Intuitiven Körper-Geist-Seele-Medizin ist es also, den Menschen in seiner Gesamtheit zu erfassen. Es gilt, ein Therapiekonzept zu entwickeln, das alle Dimensionen des Seins in den Heilungsprozess integriert – und das bedeutet eine Heilung mithilfe der Seele, heilender Gedanken und körperorientierter Therapien bzw. gesundheitsförderndem, ganzheitlichem Verhalten im Alltag.

In der westlichen Medizin und in der integrativen Medizin werden Stress und Anspannung als Hauptauslöser und als Grundlage vieler Krankheiten angesehen. Selbst bei einer genetischen Veranlagung entscheidet am Ende der innere Stress darüber, ob die Krankheit sich durchsetzt. Warum ist das so? Stress interpretiert unser Körper als eine gefährliche Situation, und in einer solchen reagiert unser sympathisches Nervensystem mit der Aktivierung des Hypothalamus. Hormone werden im Körper freigesetzt, die bewirken, dass die Herzfrequenz und der Blutdruck steigen, Stoffwechselvorgänge angeregt werden und sich die Muskeln anspannen. Der Organismus ist bereit, der »Gefahr« schnell zu entkommen. Ist die Gefahr vorüber, folgt die Erholungsphase: Unser parasympathisches Nervensystem übernimmt die Kontrolle und richtet die Stoffwechselvorgänge nicht mehr auf die scheinbar gefährliche Situation und die Flucht aus. Da bei Stress aber keine echte Gefahr besteht, kann auch keine »gelungene Flucht« stattfinden. Die Gefahr entsteht nur in unseren Gedanken und bleibt dort manifest.

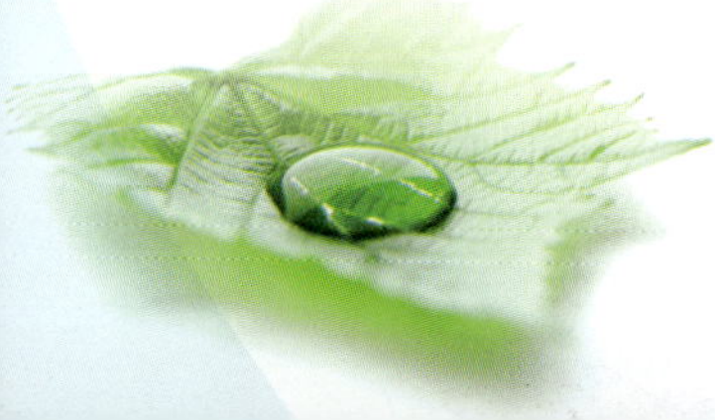

Der Stress besteht weiterhin in unserer Gedankenwelt und endet im Gegensatz zu einer akut gefährlichen Situation nicht. Ein chronischer Stresszustand und eine fehlende Entspannungsreaktion sind die Folge. Wir verharren in dem aktivierten Zustand mit erhöhtem Blutdruck, gesteigerter Herzfrequenz und Muskelanspannung. Wir sind also innerlich und äußerlich angespannt.[13]

Durch Anspannung und Stress entstehen also viele, oft chronische Erkrankungen. Die körpereigene Energie wird blockiert und kann nicht mehr frei fließen – und hier setzt die Intuitive Körper-Geist-Seele-Medizin an. Ihr Ziel ist es, den inneren Entspannungszustand wiederherzustellen und die Blockade der körpereigenen Energie aufzuheben. Der innere Entspannungszustand bringt die Energie zum Fließen und stellt die Grundvoraussetzung für eine Heilung dar. Die westliche und integrative Medizin sieht in der Erlangung einer inneren Entspannung ebenfalls eine wichtige Komponente auf dem Weg zur Gesundung, vor allem bei chronischen Erkrankungen. Die Intuitive Körper-Geist-Seele-Medizin sieht darüber hinaus als Basis für jede ganzheitliche Gesundung eine Heilung durch die Seele. Erst ein Leben gemäß der inneren Wahrheit lässt lang anhaltend eine innere Entspannung und somit den Weg zur Heilung zu.

Eine Seelenheilung durch Bewusstwerdung und Erfüllung der Seelenwünsche besitzt tiefe Heilkraft. Dazu ist es wichtig, der Seele und dem Herzen zu lauschen, dem eigenen inneren Weg zu folgen und so zu leben und zu arbeiten, wie es einem selbst und dem eigenen Wesen entspricht. Die Erfahrung mit Patienten hat gezeigt: Wenn die tiefe Ursache einer Erkrankung, die häufig im Bereich der Seele und des Geistes zu suchen ist, nicht behandelt wird, bringt anhaltend auch eine erfolgreiche Therapie nichts. Alle operativen und medikamentösen Therapien, Körpertherapien, gesunden Ernährungsweisen und Bewegungstherapien sind natürlich nötig und sinnvoll, denn sie können eine Heilung und Beschwerdelinderung herbeiführen. Eine ganzheitliche und anhaltende Heilung im Verständnis der Intuitiven Körper-Geist-Seele-Medizin entsteht aber nur, wenn die Seele beachtet und ihre Wünsche gehört werden.

Zur Aktivierung und Unterstützung der Seelenkraft, zur Harmonisierung des Geistes und des Körpers werden neben ggf. benötigten ganzheitlichen, medikamentösen Therapien zusätzlich vielfältige Anwendungen eingesetzt. Einige Beispiele zur Selbstanwendung finden Sie später in diesem Buch (siehe S. 130).

Die Kombination aus Intuitiver Körper-Geist-Seele-Medizin und der integrativen Medizin befähigt den Menschen dazu, die Selbstheilungskräfte durch sein eigenes Tun anzuregen. Sie gibt damit die Selbstverantwortung an den jeweils Betroffenen zurück. Durch die Einbindung der Seele und des Geistes sowie durch Anwendung körperorientierter Therapien und der Beachtung einer gesunden, bewussten Lebensweise ermöglicht die Intuitive Körper-Geist-Seele-Medizin die Unterstützung des Heilungsprozesses. Somit bietet sie eine in der Medizin bisher selten genutzte Therapiemöglichkeit: Sie wird nicht *anstatt* der konventionellen, westlichen Medizin angewendet, sondern *ergänzt* diese und eröffnet eine weitere, besonders wichtige und kraftvolle Ebene des Heilens. Sie als Patient haben damit die wunderbare Chance, ohne Nebenwirkungen eine ganzheitliche Therapie anzuwenden. Sie wenden sich Ihrer Seele und Ihrem Geist zu und werden heil. Versuchen Sie es. Wenn die Aktivierung der Seelen- und Geisteskraft Ihre körperliche Heilung unterstützt, werden Sie dankbar und glücklich sein. Sollte keine

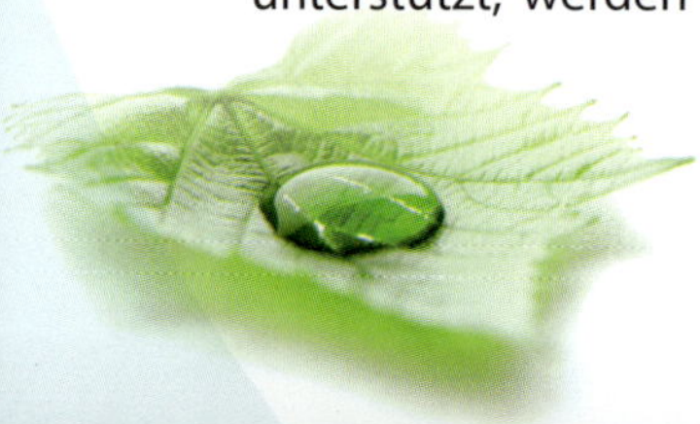

körperliche Heilung stattfinden, haben Sie sich trotzdem um Ihre Seele und Ihr Herz gekümmert – und dies wirkt sich immer positiv auf die innere Zufriedenheit aus. Sie können also nur gewinnen!

Wie bereits erwähnt, stehen viele Menschen in der westlichen Welt einer Medizin, die der Seele eine zentrale Rolle in der Heilung zugesteht, skeptisch gegenüber. In der Arbeit mit Patienten ist es dementsprechend wichtig, den jeweiligen Bewusstseinszustand des Patienten zu berücksichtigen.

Jeder Mensch hat eine eigene Sichtweise auf sich und das Leben und eben auch eine eigene Vorstellung von Krankheit, Gesundheit und sinnvollen Therapien. Diese Sichtweise spiegelt sich im Verlauf einer Erkrankung im Besonderen wider. Es gibt viele Menschen, die von einer mechanischen und biochemischen Medizin überzeugt sind. Sie vertrauen ausschließlich operativen und medikamentösen Therapien, was unserer heute praktizierten, westlichen Medizin entspricht. Andere begreifen den Menschen als Energie- und Informationswesen. Für sie besteht der Mensch aus verschiedenen Energien – und fließt die Energie harmonisch und befindet sich im Gleichgewicht, ist der Mensch gesund. Diese Vorstellung findet sich in östlichen Medizinsystemen und in deren Therapiemethoden wie der Akupunktur wieder. Die Homöopathie arbeitet ebenfalls auf energetischer Ebene und beruht darüber hinaus auf der Überzeugung, dass der Mensch ein Informationswesen ist und Heilung durch die Gabe der notwendigen Information unterstützt werden kann. Dieser Energie- und Informationsmedizin im Sinne der chinesischen, ayurvedischen oder homöopathischen Medizin öffnen sich auch in unserem Kulturkreis immer mehr Menschen, und viele Gesundheits- und Krankenkassen bezahlen bereits entsprechende Therapien. Doch nach wie vor stehen viele Menschen einer Medizin, die sich unsere universelle Eingebundenheit in einem Energiefeld zunutze macht, ablehnend gegenüber. Ebenso verhält es sich mit der Intuitiven Körper-Geist-Seele-Medizin. Der Vorstellung, der Mensch sei ein seelisch-geistiges Wesen, können noch viele Menschen folgen. Diese Vorstellung dann aber auf eine angewandte Medizin zu übertragen und in Betracht zu ziehen, dass Heilung auch aus der Kommunikation mit der Seele heraus möglich ist und eine Medikamentengabe oder eine homöopathische Globuliverabreichung reduziert oder unter Umständen vermieden werden kann, fällt vielen Menschen schwer.

Es ist daher wichtig, die Menschen dort abzuholen, wo sie stehen. Ein ausschließlich naturwissenschaftlich denkender Patient wird sich in einer Lebenskrise, die oft im Rahmen einer schweren Erkrankung entsteht, häufig nicht auf das seelisch-geistige Menschenbild und somit auf eine Heilung auf seelischer Ebene einlassen wollen und können. Bei ihm bewirken dann Therapien, die auf der körperlichen Ebene stattfinden, mehr. Sie helfen dabei, die Lebenskraft wieder herzustellen, fördern die Selbstregulationsmechanismen und können eventuell nachgelagert als Türöffner für weitere, seelisch-geistige Therapieansätze fungieren.

Sie als Patient haben also die Wahl, ob Sie sich rein körperorientierten Therapien oder einer ganzheitlichen Intuitiven Körper-Geist-Seele-Medizin öffnen. Entscheiden Sie sich für die Intuitive Körper-Geist-Seele-Medizin, können Sie meiner Meinung nach nur Positives bewirken. Aber wie Sie sich auch entscheiden, in jedem Fall gilt: Setzen Sie sich nicht unter Druck. Es ist Ihr eigener Weg und somit immer der richtige!

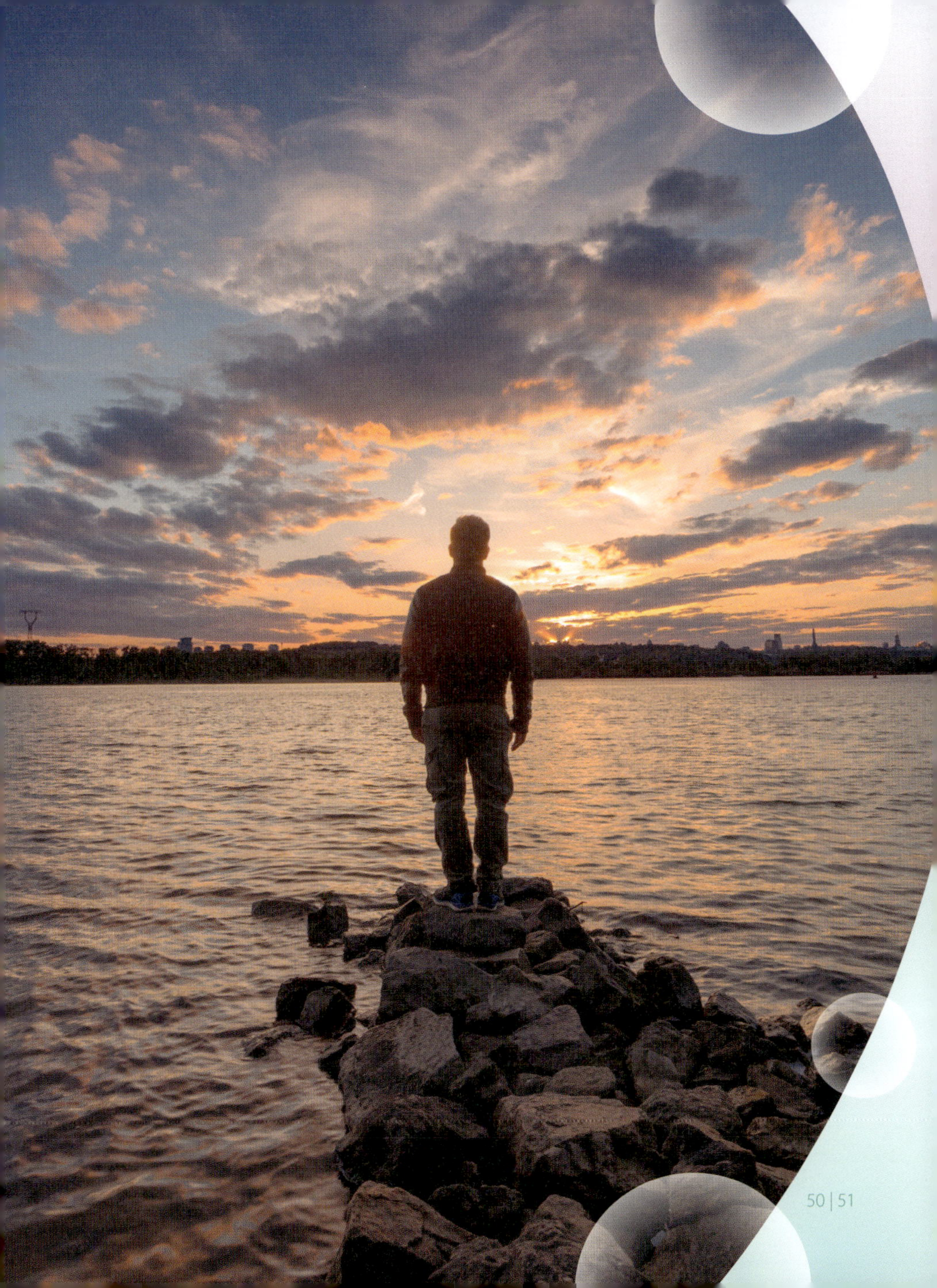

# Integrative Medizin und ihre unterstützende Anwendung

Im Rahmen der Intuitiven Körper-Geist-Seele-Medizin ist die Anwendung und Einbindung der integrativen Medizin zur Unterstützung des Körpers und des Geistes sinnvoll.

So wie die Intuitive Körper-Geist-Seele-Medizin versteht auch die integrative Medizin unter Gesundheit mehr als die Abwesenheit von Krankheit. Schwerpunktmäßig widmet sie sich der Gesunderhaltung und der (Re-)Aktivierung der Selbstheilungskräfte. Die Selbstregulationsmechanismen des Körpers sollen gezielt angeregt werden. Hierbei wird der Fokus vor allem auf den Lebensstil und auf eine Stressreduktion gelegt. Ernährung, Entspannung und Bewegung sind dabei zentrale Begriffe. Die Therapien, die in der integrativen Medizin angewendet werden, verpflichten sich im Gegensatz zu jenen der sogenannten alternativen Medizin einer wissenschaftlichen Nachweisbarkeit. Sie erfordern viel Zeit, Geduld und Regelmäßigkeit, lindern aber akute Symptome und führen langfristig zu einer Umstimmung des Organismus.[14]

Die integrative Medizin konzentriert sich auf den gesamten Menschen und nicht auf einzelne Organe oder Organsysteme. Berücksichtigt werden immer die Lebenssituation und die individuelle Verfassung des Patienten. Dem Arzt/Therapeuten-Patienten-Verhältnis gilt dabei ein besonderes Augenmerk: Ein Arzt bzw. Therapeut, der sich Zeit für seinen Patienten nimmt und ihm seine volle Aufmerksamkeit schenkt, ist ein wesentlicher Bestandteil des Behandlungskonzeptes. Der Patient wird als gleichberechtigter

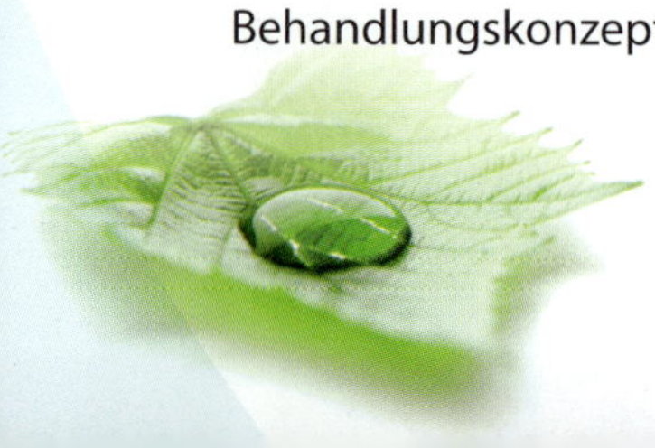

Partner angesehen, und der Arzt bzw. Therapeut zeigt ihm Handlungsmöglichkeiten für den Umgang mit Krankheit und Gesundheit auf. Das bedeutet, dass der Patient deutlich mehr Selbstverantwortung für seine Erkrankung und Gesundung übernimmt als in der konventionellen Schulmedizin.[15]

Die integrative Medizin vereint verschiedene Medizinsysteme und stellt den Lebensstil sowie den Umgang mit Stress und eine entsprechende Stressreduktion in den Mittelpunkt der Behandlung. Sie verbindet die westliche Medizin mit Naturheilverfahren und ergänzt sie um Elemente der traditionellen östlichen Medizin. Mithilfe von Naturheilverfahren werden die Selbstheilungskräfte angeregt. Hier gibt es vielfältige Therapiemöglichkeiten, z. B. der Einsatz von Heilkräutern, manuelle Therapien, Massagen, Kneipp-Wassergüsse, Akupressur, Neuraltherapie und ausleitende Verfahren wie z. B. Schröpfen. Ernährungsumstellungen, Stressbewältigung und -reduktion sowie Behandlungsansätze, die den Patienten dazu befähigen, eigenverantwortlich mit seiner Erkrankung umzugehen, sind ebenfalls wichtige Komponenten. Anwendung findet darüber hinaus die Mind-Body-Medizin (MBM) als eine moderne Form der Ordnungstherapie, die ein Bestandteil der Naturheilkunde ist. Im Zentrum der MBM steht eine Lebensweise, die sich an dem natürlichen Biorhythmus des Körpers und der Umwelt orientiert. Bewegungs- und Entspannungsverfahren wie Qi Gong, Meditationen und Achtsamkeitsübungen ergänzen die Naturheilverfahren.

Mit integrativer Medizin arbeiten weltweit inzwischen viele Ärzte und Therapeuten – vorwiegend im Bereich der chronischen Erkrankungen. Die Wissenschaft hat die integrative Medizin und die

Komplementärmedizin[16] ebenfalls für sich entdeckt. In Deutschland sind an den medizinischen Fakultäten bereits einige Stiftungsprofessuren und mehrere universitäre Fachgruppen eingerichtet worden. Diese forschen auf dem Gebiet der komplementärmedizinischen Verfahren, um deren Wirksamkeit zu prüfen.

Inzwischen wurde die Wirksamkeit von Meditationen und Achtsamkeitsübungen in wissenschaftlich anerkannten Studien bewiesen. Sie konnten zeigen, dass durch regelmäßige meditative Übungen sich Gehirnströme verlangsamen, andere Gehirnareale vermehrt durchblutet werden und somit zur Entspannung beigetragen wird. Weitere Studien belegen den Einfluss von Meditationen auf die Herzfrequenz und den Blutdruck.[17] Die sowohl im Rahmen der integrativen Medizin als auch in der Intuitiven Körper-Geist-Seele-Medizin angewendeten Körpertherapien lösen Reize aus, die lokal und zentral wirken, also auch das Gehirn beeinflussen.[18]

Die wissenschaftlichen Nachweise fördern die Hinwendung zur integrativen Medizin und die Akzeptanz einer Medizin, die verschiedene Medizinsysteme miteinander vereint und den Lebensstil sowie den Umgang mit Stress und eine Stressreduktion in den Mittelpunkt der Behandlung stellt. Mit der integrativen Medizin und ihren Körper-, Bewegungs- und Entspannungstherapien werden also auch Patienten erreicht, denen es schwerfällt, sich auf eine Intuitive Körper-Geist-Seele-Medizin im vorher beschriebenen Sinne einzulassen.

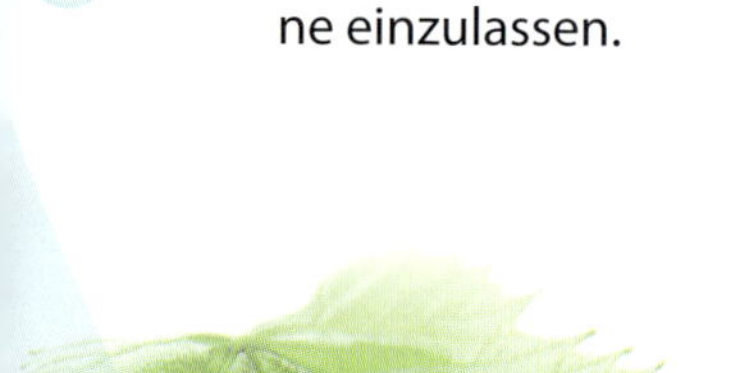

# Heilung und Selbstheilung im Verständnis der Intuitiven Körper-Geist-Seele-Medizin

Jede Heilung ist eine Selbstheilung. Selbst bei einer Medikamentengabe, der Durchführung einer Operation oder der Anwendung konservativer Therapien geschieht die eigentliche Heilung im Menschen selbst. Eine Ausnahme stellen akute Notfälle dar. Diese lassen dem Menschen keine Zeit, die Heilung selbst in die Wege zu leiten. Es gilt, schnell die geeigneten medizinischen Maßnahmen zu ergreifen, um ein Leben zu retten. Ist die akute Lebensgefahr allerdings vorbei und befindet sich der Mensch auf dem Weg der Heilung, ist die Aktivierung der Selbstheilungskräfte wieder von entscheidender Bedeutung.

»Dein innerer Arzt aber wird dich gesunden.
Bitte ihn darum, so oft du kannst.«

*Paracelsus (1493–1541)*

## Was bedeutet Heilung?

Die Definition des Begriffs »Heilung« umfasst verschiedene Bedeutungsebenen. Zuallererst stellt Heilung bzw. Selbstheilung einen natürlichen Vorgang dar, der oft unbemerkt und unbewusst abläuft. Es gehört zum Wesen eines Organismus, Zellen zu reparieren und zu erneuern. Bei einer blutenden Hautverletzung wird die Blutgerinnung über eine Reihe von biochemischen Faktoren aktiviert, sodass die Blutung gestoppt wird. Diese Art der Selbstheilung geschieht automatisch. Heilung bedeutet also, dass eine physische Beeinträchtigung aufgehoben wird: Eine Verdrehung im Knie heilt aus, ein Knochenbruch wächst zusammen, eine Wunde schließt sich oder eine chronische oder onkologische Erkrankung persistiert, ist rückläufig oder gesundet wieder.

Es existiert aber noch eine weitere Bedeutung des Begriffs »Heilung«: das Ganzwerden in einem seelisch-geistigen Sinne. Was ist darunter zu verstehen? Ganz einfach: Das Zurückkehren des Menschen zu seiner spirituellen Ganzheit und das Finden des eigenen Weges im Vertrauen auf das Eingebettetsein in ein großes Ganzes. Das ist wahres Heilsein. Eine Heilung, also ein Zurückkehren zur Ganzheit, muss aber nicht automatisch die vollkommene Abwesenheit von Krankheit oder von Krankheitssymptomen bedeuten. Es ist möglich, dass eine Erkrankung sich nicht bessert oder ausheilt, der Mensch aber trotzdem zu seiner inneren Gesamtheit und Balance zurückfindet. Wieso einige Menschen eine sogenannte Spontanheilung bzw. eine deutliche Linderung ihrer Beschwerden erfahren und andere nicht, lässt sich mit unserem Wissen oft nicht nachvollziehen. Es gibt zwar eine Vielzahl von Theorien zu diesem Thema, doch keine ist wissenschaftlich belegt – eine endgültige Antwort zu finden, erscheint unmöglich.

Eine Beschäftigung mit der Seele und den damit verbundenen Auswirkungen auf den Geist und den Körper ist immer lohnenswert, da sie reichlich neue, tiefe Erfahrungen liefern kann. Man erhält die Möglichkeit, einen anderen, bewussten Umgang mit der eigenen Erkrankung kennenzulernen und sich dem Leben anzuvertrauen in dem Wissen: Alles dient der persönlichen (Seelen-) Entwicklung, und alles ist richtig, so, wie es ist.

Diese Definition von Heilung, das Heilsein im ganzheitlichen Sinn, beinhaltet eine wichtige Information: Ihre Erkrankung, Ihr Symptom ist ein Teil von Ihnen! Erkrankungen und Symptome weisen den Weg zur Ganzheit. Der Körper ist der sichtbare Ausdruck Ihres Bewusstseins. Befindet sich Ihr Bewusstsein in Harmonie, dann stimmt die Energie, und auch die Materie, also Ihr Körper, ist in Harmonie – er ist gesund. Eine Erkrankung weist Ihnen also den Weg, und macht Ihnen auf körperlicher Ebene bewusst, welcher Teil betrachtet werden möchte. Die Erkrankung ist dementsprechend ein Bestandteil der Heilung.

Bevor die Erkrankung sichtbar wurde, waren Sie nicht in Ihrer Mitte – Sie »krankten« innerlich. Vielleicht ahnten Sie bereits, dass etwas nicht stimmig war, dass Sie nicht im Einklang mit dem Leben und Ihrem Weg waren, und die Erkrankung zeigte Ihnen dann: Ich bin von meinem inneren Weg abgekommen. Der Körper allein ist nicht krank. Wie könnte er auch unabhängig von unserem Inneren erkranken? Die Ursache liegt in Ihnen, und damit die Heilung ebenfalls. Das bedeutet aber nicht, dass die zur Verfügung stehenden unterstützenden Maßnahmen und Therapien ungenutzt bleiben. Lassen Sie sich unterstützen und begleiten. Nutzen Sie unsere westlichen und ganzheitlichen Therapien, aber seien Sie sich immer bewusst: Der Schlüssel zur Heilung liegt in Ihnen – und die Therapien unterstützen Sie auf Ihrem Weg der Gesundung.

## Heilung beginnt im Kopf!

Um die Mechanismen zu verstehen, die die Heilung unterstützen, lohnt sich eine stark vereinfachte Betrachtung des Gehirns, in diesem Fall ausschließlich des Großhirns: Wir werfen einen Blick auf unseren Neocortex sowie auf unser limbisches System. Der Neocortex, unser kognitives Gehirn, besteht aus verschiedenen Lappen. Im sogenannten Frontallappen findet sich der präfrontale Kortex, dem höhere geistige und psychische Leistungen zugeschrieben werden. Er ist auf die Verarbeitung von Informationen ausgerichtet, steuert das Nachdenken und Planen, die Entscheidungsfindung und Aufmerksamkeit und hemmt unsere Impulse und Instinkte. Das limbische System gilt als »Emotionslokalisation« und wird oft als emotionales Gehirn bezeichnet. Es beeinflusst unseren inneren Antrieb, unsere Motivation, unsere Lernbereitschaft und unsere weiteren kognitiven Leistungen. Den größten Einfluss hat es aber auf unsere emotionalen und vegetativen Parameter, also auf jene, die sich unserem bewussten Einfluss entziehen.[19] Die Organisation im limbischen System ist einfach und die Informationsverarbeitung primitiver, doch läuft sie schneller ab als im kognitiven Gehirn. Dadurch kann eine vegetative Körperreaktion ausgelöst werden, noch bevor der präfrontale Kortex eine Analyse der Informationen abgeschlossen hat.

Angstreaktionen im Sinne von nicht überlebenswichtigen Panikattacken geschehen aus diesem Grund. Der Mensch stuft eine Situation als gefährlich ein, und das emotionale Gehirn meldet die entsprechenden Gefühlsregungen an die übergeordnete Kommandozentrale des Gehirns, an den Hypothalamus. Dadurch beeinflussen emotionale Zustände das physiologische Gleichgewicht. Der Blutdruck, die Atmung, die Herzfrequenz, der Schlaf, die Ausschüttung von Hormonen, das Immunsystem und weitere physiologische Parameter unterliegen dem Befehl des Hypothalamus. In einer gefährlichen Situation werden also alle nötigen Kräfte mobilisiert. Der Blutdruck und die Herzfrequenz steigen, Adrenalin und Cortisol werden ausgeschüttet und der Körper ist zur Flucht bereit.[20] In einer echten Gefahrensituation ist diese Reaktion angebracht. Liegt eine solche nicht vor, kommt es zu einer Panikattacke, da der präfrontale Kortex durch die langsamere Informationsverarbeitung erst später die Möglichkeit hat, dem Menschen zu signalisieren: Es besteht keine Gefahr, beruhige dich wieder. Wie wir bereits wissen, wird Stress vom Körper ebenfalls als Gefahr verstanden, doch verharrt der Mensch hier über einen langen Zeitraum in dem aktivierten Zustand, wodurch eine adäquate Entspannungs- und Erholungsphase fehlt. Der Stress wird chronisch. Schlafstörungen, ein erhöhter Blutdruck und eine gesteigerte Herzfrequenz sind die Folge.

Genau wie körperliche Schmerzen hemmt Stress die Leistungsfähigkeit unseres Gehirns und beeinträchtigt dadurch unsere Heilfähigkeit. Der für unseren Körper ungesunde »Disstress« entsteht in vielen Fällen durch unsere Gedanken, unsere Vorstellungen und unsere inneren Bilder. Es handelt sich also oft um einen inneren Stress.[21] Das emotionale Gehirn »kennt« unseren Körper gut, weswegen es oft leichter ist, über den Körper – u.a. durch heilende Berührungen oder Bewegungsübungen – an die Gefühle eines Menschen zu gelangen als über die Sprache. Natürlich sind einfühlsame Patientengespräche wichtig, doch ebenso wichtig sind die sie begleitenden Körpertherapien.

Das kognitive Gehirn kontrolliert die bewusste Aufmerksamkeit und besitzt die Möglichkeit, die Gefühle über das Denken zu steuern. Gedanken, Gefühle und Emotionen haben also direkte Auswirkungen auf unseren Körper. Zusammenfassend bedeutet das: Heilung beginnt im Kopf! Durch negative Gedanken entstehen negative Gefühle – und der Mensch empfindet Stress. Dadurch verändern sich biochemische Substanzen sowie Hormone, die ausgeschüttet werden, und diese wiederum veranlassen die Zellen, Organe und den gesamten Körper dazu, auf die veränderten Bedingungen zu reagieren. Krankheit kann entstehen. Diese körperliche Veränderung entwickelt sich langsam durch bewusstes oder unbewusstes Zutun. Es gibt aber eine gute Nachricht: Durch andere, durch positive Gedanken kann die Entwicklung aufgehalten und der Körper auf Gesundheit programmiert werden. Wenn wir positiv denken, bewusst heilende Gedanken einsetzen und so leben, als hätte sich die Heilung bereits eingestellt, reduzieren wir die Stresshormone und ihre schädlichen Auswirkungen. Positive Gedanken und Gefühle regen die Produktion von Immunzellen, den Selbstheilungszellen, an und setzen die Heilung in Gang.

Die sogenannte Neuroplastizität – die Fähigkeit des Gehirns, sich jederzeit neu organisieren, in Bruchteilen von Sekunden neue Nervenzellverbindungen schaffen und Heilungsprozesse einleiten zu können – gewährleistet, dass bei Patienten, bei denen z. B. durch einen Schlaganfall Hirnareale zerstört wurden, andere Hirnareale deren Funktion übernehmen können. Sie bedeutet aber auch: Das

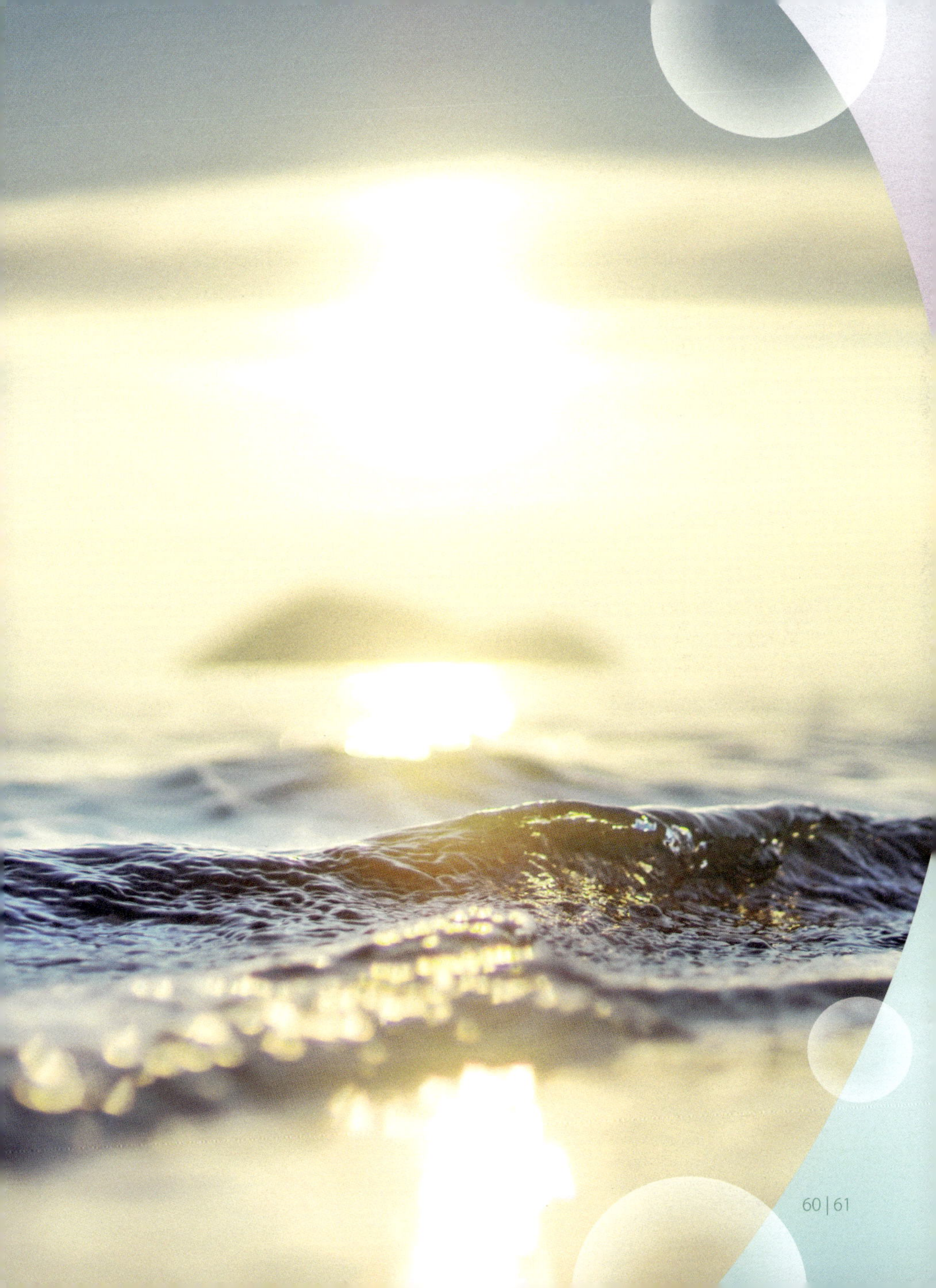

Gehirn wandelt sich mit jedem Gedanken, und somit können wir Denkmuster auflösen und neue Wege zur Heilung finden.

Gedanken und Gefühle beeinflussen also direkt unsere physiologischen Vorgänge. Eine Veränderung unserer Gedanken und in der Folge unserer Gefühle kann bedeuten, dass eine Erkrankung durch die daraus resultierenden veränderten physiologischen und biochemischen Reaktionen im Körper nicht weiter fortschreitet oder sogar rückläufig ist. Die einsetzende seelisch-geistige Veränderung kann aber auch das Symptom als Warnhinweis des Körpers überflüssig machen und den ganz eigenen Weg zur Ganzheit erkennen lassen. Der Mensch wird heil im ursprünglichen Sinne.

Diese Erkenntnis bzw. Veränderung kann bewusst geschehen, also in einem langsamen Prozess geplant und gewollt herbeigeführt werden, sie kann aber auch blitzartig oder spontan einsetzen. Es ist nicht unbedingt erforderlich, mit dem klaren Verstand bewusst eine Kehrtwende im Leben einzuleiten – Heilung kann auch geschehen, wenn der Stimme der Seele und des Herzens gefolgt wird. Auch dies verändert die Gedanken und somit die Gefühle und in Folge die biochemischen Vorgänge im Körper und die physiologischen Parameter. Daraus resultiert eine positive Grundstimmung bzw. eine Gelassenheit, die zu einem ausgeglichenen Blutdruck, einer adäquaten Herzfrequenz und einer ruhigen Atmung führen kann. Das Immunsystem wird gestärkt. Dieser Vorgang verdeutlicht eindrucksvoll, dass die größte Kraft zur Heilung im Menschen selbst liegt. Diese Kraft ist von den Gedanken, Meinungen, Ideen und der Erfüllung der Seelen- und Herzenswünsche abhängig.

Der Forschungszweig der Psychoneuroimmunologie beschäftigt sich mit diesen Zusammenhängen, mit dem Zusammenspiel von Gehirn und Immunsystem, also mit dem Einfluss von Gedanken und Gefühlen auf unser Nervensystem und unsere Hormone. Das Immunsystem spielt eine entscheidende Rolle in Bezug auf Krankheit und Heilung. Mit der Unterstützung unseres Immunsystems können Abwehrkräfte und Selbstheilungskräfte aktiviert und so eine Heilung möglich gemacht werden. Der neue Ansatz in der Forschung der Psychoneuroimmunologie besteht darin, dass die biomedizinische Betrachtungsweise unserer westlichen Medizin erweitert wird durch eine biopsychosoziale Betrachtungsweise. Das bedeutet, dass die moderne Medizin in Erwägung zu ziehen bzw. zu akzeptieren beginnt, dass an der Entstehung von Krankheit und Heilung neben den biologischen auch nicht biologische Faktoren beteiligt sind. Im Mittelpunkt stehen nun bisher nicht berücksichtigte Faktoren wie Glauben, Lebenseinstellung, Lebenswille, das soziale Umfeld und die Persönlichkeit des Patienten.

Bisherige Versuche, eine allgemeingültige Ursache bei dokumentierten Spontanheilungen zu finden, verliefen unbefriedigend. Mehrere kleine Studien zeigten aber, dass Patienten, bei denen es zu Spontanheilungen gekommen war, nach Erhalt der Diagnose ihr Leben stark verändert hatten: Sie hatten ihre Lebensziele überprüft, ihre Ernährung und ihre Lebensgewohnheiten geändert und an ihre Heilung sowie an ihre eigene Fähigkeit, zur Heilung beitragen zu können, geglaubt![22]

Menschen, die den Herz-Seele-Weg gehen, wenden sich meist bedingungslos sich selbst zu und beginnen zu erkennen, wer sie sind und was sie in ihrem Leben wirklich tun möchten. Wird das wahre

Wesen erkannt, dann werden Selbstliebe, Liebe, Loslassen und ein Genießen des Augenblicks möglich – und diese Fähigkeiten sind entscheidend für eine innere Veränderung. Krankheit und Heilung können so auch ein Weg zur wahren Selbstliebe, zu Liebe, Verbundenheit, Vergebung, Hingabe und zum Loslassen sein. Wenn Sie tief im Herzen anerkennen, dass Sie wertvoll sind, wenn Sie sich und andere lieben und sich dem Leben in tiefem Vertrauen hingeben, ist der Punkt erreicht, an dem Heilung einsetzen kann.

Wie eben vorgestellt, entdeckt ein kleiner Forschungszweig der modernen Medizin, die Psychoneuroimmunologie, den Einfluss unserer Gedanken und Gefühle auf unseren Krankheitsverlauf. Wenn Sie sich nun einen Schritt weiter wagen und auf die Eingebundenheit in ein großes universelles Feld vertrauen, dann können sich weitere Heilungs- und Betrachtungsmöglichkeiten ergeben. In dem universellen Feld hat alles eine Ursache und alles eine Wirkung. Verändern wir also die Ursache, die zu einer Krankheit geführt hat, verändert sich die Wirkung. Wenn Sie sich Ihrer Seele zuwenden, Ihre Gedanken verändern und Ihrem Inneren gemäß leben, wird die Wirkung im Außen ebenfalls anders sein. Sind Sie bereit, die Existenz eines großen Ganzen als wahr anzunehmen und darauf zu vertrauen, dann werden sich Ihre Möglichkeiten erweitern.

Die universelle Energie kann Sie auf dem Weg der Heilung unterstützen. Alles, was hierzu nötig ist, sind Ihr Glaube und Ihr Wille. Versuchen Sie es, Sie bereichern sich selbst! Sollten Sie an der Existenz einer universellen Energie zweifeln, bedenken Sie Folgendes: Jede neue Denkrichtung wird zunächst von Zweiflern begleitet. Unser heutiger Wissensstand ist nur eine Momentaufnahme. Gerade im Bereich der Medizin und der Naturwissenschaften entdecken Forscher ständig neue Phänomene. Die Entdeckung des oben bereits erwähnten Herzgehirns mit seinen ca. 40 000 Nervenzellen, die identisch mit den Neuronen unseres Gehirns sind, erfolgte beispielsweise erst 1991. Also trauen Sie sich, eine – für einen im westlichen Kulturkreis aufgewachsenen Menschen – neue Denkrichtung auf dem Weg der Heilung einzusetzen.

Es gab bereits viele Vordenker bezüglich der universellen Verbindung. Vor allem der berühmte und anerkannte Prof. Dr. med. Carl Gustav Jung (1875–1961) hatte interessante Gedanken zum Thema »Geistiges Heilen«.

## Krankheit als Chance

Heilung braucht Offenheit, Mut und die Bereitschaft, Veränderungen zuzulassen und einen Schritt weiterzugehen. Eine Erkrankung bietet die Chance auf eine Neuausrichtung des Lebens. Man erhält die Möglichkeit, auf die Stimme des Herzens zu hören, einen beruflichen oder privaten Lebenstraum zu verwirklichen, ungute, toxische Beziehungen – sei es in Bezug auf eine Partnerschaft oder eine freundschaftliche Beziehung – zu beenden, sich gesund zu ernähren, Yoga oder Qi Gong zu üben, Sport zu treiben oder ein kreatives Potenzial zum Leben zu erwecken. Es gibt viele Möglichkeiten, dem eigenen Leben eine neue Richtung zu geben. In diesem Sinne kann eine Erkrankung ein Weckruf sein – und damit häufig der Start in ein neues, von mehr Glück und Freude erfülltes Leben.

Eine Erkrankung ermöglicht inneres Wachstum und eine Bewusstwerdung, die dann wiederum zu physischer Heilung führen kann. Ob es dann tatsächlich zu einer Heilung auf physischer Ebene kommt oder nicht – in jedem Fall können Sie durch die Hinwendung zu den seelisch-geistigen Themen einer Erkrankung oder eines Krankheitssymptomes nur gewinnen! Die eigene, innere Wahrheit zu leben, die Seele und den Geist zu heilen und damit den Körper auf ein Wunder einzustellen, kann sich nur positiv auf Ihr Leben auswirken. Es gibt nichts zu verlieren, aber viel zu gewinnen.

Wichtig zu verinnerlichen ist also: Erkrankte können selbstverantwortlich zu ihrer Heilung beitragen. Den Beitrag, den jeder Einzelne zu seiner Gesundung leisten kann, wird in der medizinischen Fachwelt als Salutogenese bzw. Patientenkompetenz bezeichnet. Im Zentrum der Betrachtung liegt hier nicht mehr die Erkrankung, sondern das Genesungspotenzial des Patienten. Er empfindet kein Gefühl der Hilf- und Machtlosigkeit mehr, das einer Heilung entgegen wirken würde. Jeder Mensch hat die Möglichkeit, die Selbstheilungskräfte anzuregen und darüber hinaus an ein Wunder zu glauben. Und das gern und bevorzugt mithilfe von Ärzten bzw. Therapeuten, die den Glauben und das Bemühen um (Selbst-) Heilung unterstützen und gemeinsam mit dem Patienten seinen ganz individuellen Weg gehen, wie auch immer er aussehen mag. Jeder ist Experte für seinen Körper, seine Seele und seinen Geist und weiß tief im Inneren, was ihm hilft.

Unser Körper ist einer ständigen Veränderung unterworfen. In jeder Sekunde werden ca. 50 Millionen neue Zellen produziert, und alle 120 Tage erneuern sich die Erythrozyten, die roten Blutkörperchen. Warum sollte sich der Körper also gerade im Krankheitsfall entschließen, in einem festen, unveränderten Zustand zu verharren? Er verfügt über die Möglichkeit, sich für eine Gesundung zu entscheiden – und die Selbstheilungskräfte unterstützen ihn dabei. Alle Patienten sind also dazu aufgerufen, sich selbst zu vertrauen, sich dabei begleiten und beraten zu lassen und Therapien durchzuführen, denen ihre Seele, ihr Geist, ihr Herz und ihr Körper bedingungslos zustimmen. Dann werden ihre Selbstheilungskräfte angeregt. Begleitend dazu werden alle Therapien durchgeführt und sämtliche Lebensveränderungen vorgenommen, die stützend auf dem Weg der Heilung sind. Wichtig ist dabei vor allem die Annahme der Erkrankung, denn sie ermöglicht es, den individuellen seelisch-geistigen Weg zu finden, der eine Heilung möglich macht. Krankheit ist kein unveränderbarer Zustand, Krankheit kann auch ein Weg zurück zum gesunden Leben sein und so unter Umständen – ohne Garantie – zu einem Weg der physischen Heilung werden.

## Gelassenheit

In diesem Zusammenhang ist noch eines ganz wichtig: Setzen Sie sich nicht unter Druck! Das gilt für die Heilung wie für alle anderen Dinge des Lebens auch. Die Erkenntnis, durch das Verfolgen des Herz-Seele-Weges, durch Gedanken und Gefühle und durch geeignete Körpertherapien selbst zur Gesundung beitragen zu können, kann auch bewirken, dass Sie sich schwach fühlen – weil Sie eventuell nicht wissen, wie Sie die Selbstheilungskräfte aktivieren können. Der innere Druck, sich selbst heilen zu wollen und zu müssen, wirkt kontraproduktiv auf eine Genesung. Er bewirkt das Gegenteil: Sie fühlen sich schlecht, das Stresshormon Cortisol wird vermehrt ausgeschüttet, und das Immunsystem wird geschwächt. Also: Stopp! Bleiben Sie gelassen, und setzen Sie sich nicht unter Druck. Werden Sie innerlich still, und wenden Sie sich bedingungslos sich selbst zu. Werden Sie sensibel für Ihren eigenen Organismus und Ihr eigenes Wesen. Fühlen Sie, was Ihnen guttut, damit wenden Sie sich Ihrer

Seele zu. Spüren Sie intensiv, welche körperlichen Anwendungen und Therapien unterstützend wirken. Machen Sie, was Sie schon immer gern tun wollten. Widmen Sie sich einem Hobby, treiben Sie Sport oder betätigen Sie sich kreativ, treffen Sie sich mit Freunden, genießen Sie Ihr Leben in vollen Zügen – natürlich in dem Rahmen, in dem es Ihre Erkrankung zulässt. Die Hinwendung zu Tätigkeiten, die Ihnen Freude bereiten, ist bereits ein Akt der Selbstliebe und ein wichtiger Punkt, an dem Heilung geschehen kann.

## Eine umsichtige Diagnostik

Betrachten wir nun die Heilung aus Sicht der behandelnden Ärzte. Schon der Arzt Paracelsus (1493–1541) wusste: »Das grundlegende Prinzip der Medizin ist die Liebe.« Dies gilt uneingeschränkt bis heute. Ärzte und Therapeuten haben im Kontakt mit den sich ihnen anvertrauenden Menschen bereits durch ihre (Geistes-)Haltung die Möglichkeit, zu heilen oder Heilung in Gang zu setzen. Schon achtsames Zuhören, ein einfühlsames Gespräch oder eine liebevolle und somit heilende Berührung können auf dem Weg der Selbsterkenntnis und bei der Aktivierung der Selbstheilungskräfte Wunder bewirken. Und Ärzte und Therapeuten haben die Möglichkeit, Hoffnung zu geben! Hoffnung auf Heilung. Die Behandlung sollte sich immer auf die Heilung ausrichten, nicht gegen die Krankheit!

Heilung geschieht auch durch Aufmerksamkeit, Zuwendung und die Absicht des Arztes bzw. Therapeuten, das Bestmögliche im Sinne des Patienten zu tun. Für die Patienten sind Liebe, Verbundenheit, Hingabe, Loslassen und Vergebung wichtige und machtvolle Wegbereiter zur Heilung. Liebe löst Konflikte, sprengt Grenzen, verbindet und schafft Ganzheit. Vergebung schenkt inneren Frieden, und Hingabe lässt den Patienten ganz im Hier und Jetzt, im Augenblick leben – und ermöglicht ein Loslassen des eigenen Wollens.

Ein Wollen zur Überwindung der Erkrankung ist wichtig, aber um seiner ganz eigenen Wahrheit gemäß zu leben, ist es unerlässlich, sich dem Fluss des Lebens anzupassen – anzunehmen, was kommt, was auch immer es sei. Das ist ein Schlüssel zum Erfolg, zum Glück und oft auch zur Gesundheit. Wenn manchmal nichts zu klappen scheint, egal, wie sehr wir uns bemühen, gilt es, innezuhalten und sich zu fragen: »Warum klappt das nicht? Was will mir das sagen? Gehe ich vielleicht doch nicht meinen Weg?« Dann ist es wichtig, das eigene, unbedingte Wollen loszulassen, abzuwarten, was das Leben einem präsentiert, und darauf zu vertrauen: Alles, was sein soll, passiert und kommt!

In unserer westlichen Welt lernen Ärzte schon im Medizinstudium, dass Menschen über ihre Erkrankung umfassend aufgeklärt werden sollen. Aufklärung bezüglich einer Erkrankung ist richtig, sollte aber differenziert und umsichtig geschehen, besonders wenn in diesem Zusammenhang Krankheitsverläufe vorausgesagt werden. Aufgrund der wissenschaftlichen und empirischen Erkenntnisse und Beobachtungen weiß die moderne Medizin über viele Faktoren einer Erkrankung Bescheid. So können Erkrankte in einem Aufklärungsgespräch bereits erfahren, welche Auswirkungen und Nebenwirkungen Therapien haben, welche Verläufe möglich sind und wie die Prognose bezüglich einer Heilung ist. In der Onkologie werden Überlebensraten errechnet. Gebräuchlich ist dabei vor allem die Fünfjahresüberlebensrate, die den prozentualen Anteil jener Patienten mit einer bestimmten Erkrankung benennt, die fünf Jahre nach dem Erkennen dieser Erkrankung noch am Leben sind. All diese Informationen können dazu führen, dass die betroffenen Patienten resignieren, weil ihnen die Ärzte z. B. sagen, sie würden an einer unheilbaren oder chronischen Erkrankung leiden. Was aber heißt »unheilbar«? Es heißt, dass die medizinische Wissenschaft bisher keinen Weg gefunden hat, um zu verhindern, dass eine bestimmte Erkrankung zum Tod führt. Dies spiegelt aber nur den aktuellen Wissensstand der westlichen Medizin wider, der nicht identisch ist mit der Wahrheit. Genauer gesagt handelt es sich um einen Ist-Zustand eines ganz bestimmten Bereiches der medizinischen Wissenschaft – und der Wissensstand der Medizin ändert sich ständig. Es ist also möglich, dass während Ihrer Erkrankung neue medizinische Therapien entwickelt werden. Alles ist möglich!

Es wäre wünschenswert, wenn Ärzte und Therapeuten ihre Patienten über die diagnostizierte Erkrankung aufklären, ohne die vorhandenen Ängste der Patienten zusätzlich zu verstärken oder ihnen die Hoffnung zu nehmen. Durch das Voraussagen von Krankheitsverläufen kann eine Blockierung der Selbstheilungskräfte entstehen, weil die Patienten *glauben,* sie hätten keine Chance auf eine Heilung. Unter Umständen wird den Patienten so die Möglichkeit genommen, einen selbstbestimmten und selbstverantwortlichen individuellen Verlauf ihrer Erkrankung zu gestalten.

Es gilt daher, offen, ehrlich und mit großer Zuwendung die Therapiemöglichkeiten der westlichen Medizin in Verbindung mit ganzheitlichen Therapien aufzuzeigen. In den Folgekonsultationen kann dann ggf. langsam und vorsichtig eine Öffnung des Patienten für seine seelisch-geistigen Bedürfnisse ermöglicht werden, um dadurch Hoffnung und Vertrauen auf eine ganzheitliche Heilung im oben beschriebenen Sinne zu geben.

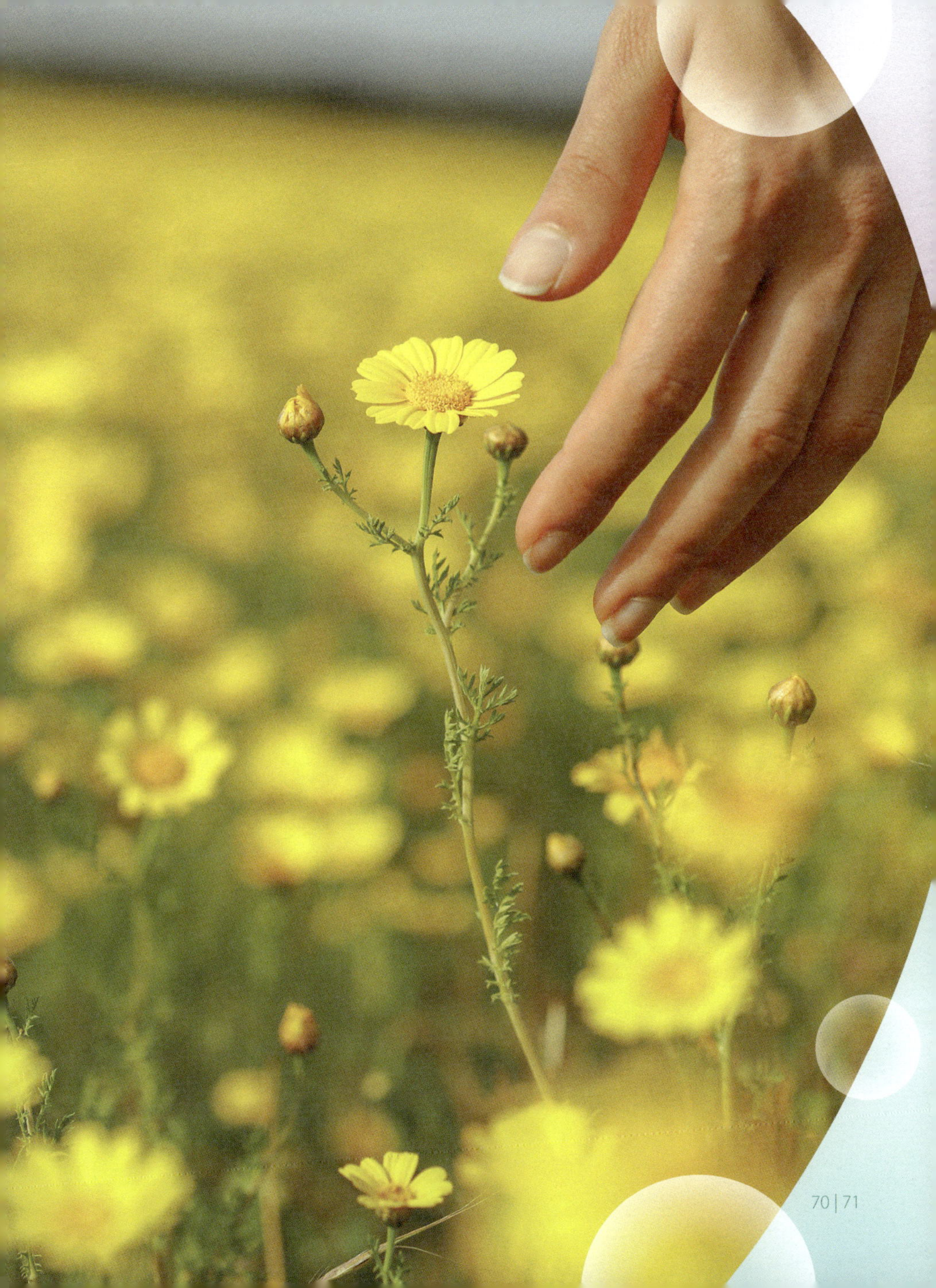

# II

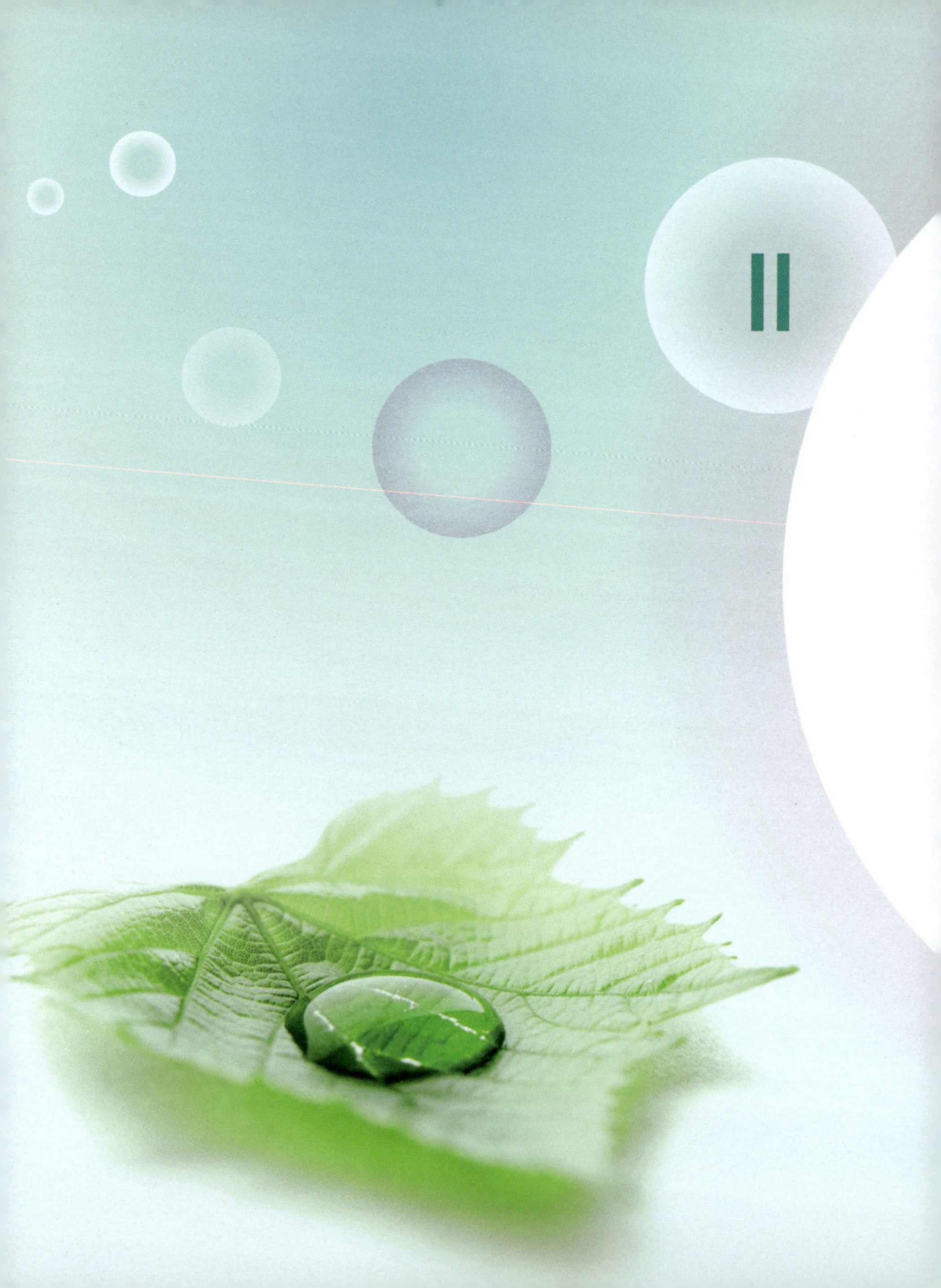

# Intuitive Körper-Geist-Seele-Medizin **praktizieren**

Um die eigene Intuition wahrnehmen und für ein ganzheitliches Therapiekonzept einsetzen zu können, sollte der Patientenkontakt in ruhiger, liebevoller und annehmender Atmosphäre stattfinden. Darüber hinaus gilt es, das eigene Herz für die Anliegen des Patienten zu öffnen, ihm mit geöffnetem Herzen, also achtsam und aufmerksam, zuzuhören und im Gespräch idealerweise die später beschriebene emotionale und empathische Kommunikation anzuwenden. Eine Berührung, sei es zur Begrüßung, bei der Untersuchung oder bereits mit der Absicht der Heilung, kann weitere Informationen über den Gesundheits- und Seelenzustand geben.

# Herzöffnung

Intuition ist ein tiefes Wissen und eine Sache des Herzens. Ein offenes Herz steht für Liebe, Empathie, Mitgefühl, Präsenz, Aufmerksamkeit, Zuwendung, Verbundenheit und Freude. Es ermöglicht den Zugang zum universellen Feld. Das Herz offen zu halten, bedeutet, den Verstand mit der Seele zu verbinden und die Absicht der Seele über das Herz wahrzunehmen. Weisheit kommt ebenfalls aus dem Herzen und ergibt sich durch die Kombination aus intuitivem Wissen und intellektuellem – also in diesem Fall medizinischem – Wissen.

Vor dem Kontakt öffne ich meinem Patienten also mein Herz, das heißt, ich stimme mich auf die Person ein, die mir als Nächstes begegnet. Um mit dem Herz verbunden zu sein, gibt es viele verschiedene Möglichkeiten. Rituale oder eine ganz bestimmte Abfolge von Handlungen, die beruhigend wirken wie z. B. wiederkehrende Tätigkeiten, Übungen oder Mantras, öffnen das Herz.

Ebenso können aber auch positive Affirmationen bei der Herzöffnung helfen, z. B.:

»Ich öffne mein Herz, verbinde mich und schwinge mit dem Herzen von … (hier den Namen des nächsten Patienten/Gesprächspartners einfügen)«

Auch eine Asana, eine ruhende Körperstellung aus dem Yoga wie z. B. die Taube (Kapotasana), weitet das Herz und fördert das Verbundenheitsgefühl zu anderen Menschen. Das Praktizieren einer solchen Yogaübung spricht die Gefühlsqualitäten an und erschafft einen inneren Raum, sodass die Herzenergie durch die Weite im Brustraum frei fließen kann. Diese Yogastellung regelmäßig durchzuführen, unterstützt die Herzenergie und hilft, das eigene Herz offen zu halten oder – wenn nötig – es schnell öffnen zu können, um Menschen vorurteilsfrei zu begegnen. Im Qi Gong gibt es im Ablauf der »18 Übungen der Harmonie« eine Übung, die ebenfalls das Offenhalten des Herzens unterstützt. Sie nennt sich: »Das Herz öffnen, den Brustkorb weiten«. Im Arbeitsalltag ist es allerdings oft nicht möglich, vor einer Arzt/Therapeuten-Patienten-Begegnung eine solche Yogastellung oder eine Tai-Chi-Übung zu praktizieren. Deshalb stimme ich mich persönlich mit einer Übung ein, die nur ein bis zwei Minuten dauert, und die ich Ihnen hier vorstelle, damit Sie diese ebenfalls anwenden können.

## ÜBUNG

*Richten Sie Ihre gesamte Aufmerksamkeit nach innen auf Ihr Herz, und atmen Sie mehrfach tief ein und aus. Mit dem Einatmen versorgen Sie Ihr Herz mit dem wichtigen Sauerstoff, und mit dem Ausatmen lassen Sie Ihre Gedanken, Sorgen und jeglichen Stress los. Vielleicht spüren Sie eine Wärme im Bauch, oder Ruhe und Gelassenheit breiten sich in Ihnen aus. Im Anschluss sagen Sie einige Male: »Ich öffne mein Herz für (Name des Patienten) und verbinde mich mit seinem Herzen.« Empfinden Sie tiefe Dankbarkeit, als Arzt/Ärztin/Therapeut/Therapeutin arbeiten und den nächsten Patienten begrüßen zu dürfen. Dankbarkeit verbindet Sie direkt mit Ihrem Herzen! Dann sind Sie bereit, den nächsten Patienten in eigener innerer Ruhe und Stille, mit einem für ihn geöffneten Herzen zu empfangen. Der Patient wird Ihre Aufmerksamkeit, Fürsorge, Hingabe und Präsenz fühlen, noch bevor Ihr gemeinsames Gespräch beginnt.*

### Mit dem Herzen hören: achtsames Zuhören

Achtsames Zuhören ist eine Fähigkeit und eine Aufgabe des Herzens. Es hilft mir als Ärztin, zum richtigen Zeitpunkt die richtigen Fragen zu stellen. Ich berühre dann Themen, die der Patient noch nicht angesprochen hat, erhalte wichtige Informationen und eröffne so eine neue Perspektive. Ein solch aufmerksames Zuhören bedeutet, sich dem Menschen, der vor einem sitzt, in Gänze zuzuwenden. Zuhören ist eine Kunst und eine Form der Liebe. Es bedeutet, sich selbst zurückzunehmen, keine Einwürfe zu tätigen und nur zu lauschen. Die gesamte Aufmerksamkeit gilt dem Gegenüber. Das eigene Ego ist ausgeschaltet. Es geht um ein wert- und vorurteilsfreies Annehmen und um eine Akzeptanz der Gefühle des anderen. Ein aktiv zuhörender Arzt bzw. Therapeut registriert intuitiv auch das, was nicht gesagt wird. Er nimmt die eigene Intuition bei der Erzählung des anderen wahr, er »hört« aber auch mit den Augen und setzt sein emotionales Erfahrungsgedächtnis ein. Er »hört« mit dem ganzen Herzen und versucht herauszufinden, was sich hinter den Worten und Gesten, hinter dem Gesichtsausdruck und den Körperregungen des Patienten verbirgt. Als Zuhörer nimmt der Arzt bzw. Therapeut kleinste Regungen wahr – sei es in der Mimik, im Tonfall oder in der Körperhaltung. All das geschieht ohne Wertung, man ist vollkommen unvoreingenommen. Zuhören erfordert Aufmerksamkeit und Achtsamkeit sowie den Willen und ehrlichen Wunsch des Arztes bzw. Therapeuten, echte Nähe zum Patienten aufzubauen und seine Mitteilung zu entschlüsseln, sein Thema zu erkennen.

Mit dem Herzen zu hören, birgt oft Wunder. Ich bin als Zuhörerin ganz im Augenblick, lausche nur dem Bericht des Patienten und lasse mich nicht ablenken. Zugleich achte ich auf meine eigenen Reaktionen. Achtsames Zuhören erfordert ein offenes Herz, ehrliches Interesse und den Wunsch, auch als Arzt bzw. Therapeut Nähe und eine Begegnung mit Patienten zuzulassen.

Doch wie funktioniert das Hören mit dem Herzen? Es ist eine bewusste Entscheidung, den vor mir Sitzenden in diesem Moment als den für mich wichtigsten Menschen der Welt anzunehmen und meine gesamte Aufmerksamkeit ihm zu widmen. Ich nehme Blickkontakt auf, schalte meine Gedanken auf Ruhefrequenz, bin innerlich in der Stille und lausche. Je ruhiger ich innerlich beim Zuhören werde, desto besser nehme ich meine eigenen emotionalen und körperlichen Signale wahr. Ich bin einfach da, tue nichts, denke nichts und erwidere zunächst nichts. Um meine Gefühle und

Gedanken wahrzunehmen, lasse ich alles los – und das beinhaltet auch ein Loslassen meines medizinischen Wissens, zumindest für die Zeit des Zuhörens. Ich verzichte darauf, für die Zeit, die der Patient redet, selbst zu reden. Ich versuche, ihn nicht zu unterbrechen, und bringe dadurch zum Ausdruck, dass das soeben Berichtete einen Wert hat. Erst zum Schluss kann ich das Gesagte mit eigenen Worten wiedergeben, um sicherzugehen, alles so verstanden zu haben, wie der Patient es gemeint hat.

Selbstverständlich gibt es Situationen, in denen ich als zuhörende Ärztin doch einmal den Patienten unterbreche oder das Gespräch in eine bestimmte Richtung lenke. Das ist der Fall, wenn sich ein Patient ohne eine klare Gesprächslenkung in Nebengeschichten verzetteln würde. Wünschenswert ist es jedoch, dem Patienten eine freie Redezeit zu ermöglichen. So lässt sich erfassen, wo der Schwerpunkt, die Ängste und Sorgen des Patienten zum Zeitpunkt des Gespräches liegen. Es ist unser echtes Mitgefühl und die Zuwendung zum Patienten, also unsere uneingeschränkte Präsenz im Augenblick, die ein achtsames Hören mit dem Herzen ermöglicht und die Selbstheilungskräfte bei anderen aktivieren kann.

## Emotionale und empathische Kommunikation

Die Intuitive Körper-Geist-Seele-Medizin wird in der Anamneseerhebung sowie in der weiteren Behandlung idealerweise durch eine Art emotionale und empathische Kommunikation ergänzt. Ich nenne die Kommunikation mit den Patienten so, da es sich um eine Form der liebevoll annehmenden und wertschätzenden Kommunikation handelt, die an die gewaltfreie Kommunikation des amerikanischen Psychologen Marshall Rosenberg (1934–2015) angelehnt ist. Empathie ist hierbei die Basis und Voraussetzung für eine gelungene Kommunikation.[23] In meiner ärztlichen Praxis setze ich die emotionale und empathische Kommunikation ein, um sicherzustellen, dass das vom Patienten Berichtete von mir in seinem Sinne verstanden worden ist. Und ich verwende die emotionale und empathische Kommunikation, um Patienten für ihre Gefühle und Bedürfnisse zu sensibilisieren und sie für einen Weg zur Selbsterkenntnis sowie zum ganzheitlichen Verständnis von Krankheit und Heilung zu öffnen.

Zu Beginn eines Kontaktes höre ich als Ärztin achtsam, einfühlsam und mit geöffnetem Herzen dem Patienten zu. Ich beobachte und lausche, ohne zu werten und mir ein Urteil zu bilden. Ich vergleiche den vor mir sitzenden Patienten nicht mit anderen Patienten, die ähnliche Erkrankungen oder Probleme haben. Persönliche Urteile werden durch eine möglichst objektive Beobachtung ersetzt. Hat der Patient seine Schilderung beendet, sind Fragen zu unklaren Punkten des Berichts, zu Fakten und Daten sinnvoll. Eine mögliche Folgefrage wäre:

»Was ist zum Zeitpunkt oder in zeitlicher Nähe des Krankheitsbeginns passiert bzw. welche lang anhaltenden Belastungsfaktoren sind vorhanden?«

Weitere Fragen in diesem Kontext könnten dann lauten:

»Hat sich privat oder beruflich etwas geändert? Gibt es familiäre, finanzielle oder berufliche Belastungen?«
»Wurden über einen langen Zeitraum Lebenswünsche ignoriert oder wurde gegen die eigene Persönlichkeit gelebt?«
»Gab es traumatische Ereignisse, jetzt oder früher?«
»Wie sind die zwischenmenschlichen Beziehungen gestaltet?«

Durch Fragen, die psychosoziale Themen berühren, lenke ich die Aufmerksamkeit des Patienten auf die evtl. vorhandene seelisch-geistige Komponente seiner Erkrankung sowie auf seine Eingebundenheit in ein großes Ganzes. Das Wissen, dass nichts geschieht, ohne dass eine Ursache gesetzt wurde, zieht automatisch Fragen nach den aktuellen und den Lebensumständen vor Beginn der Erkrankung nach sich. Diese Art von Fragen stelle ich also fast immer, häufig im Erstkontakt, teilweise aber auch erst bei Folgekonsultationen. Eine Ausnahme liegt vor, wenn der vor mir sitzende Patient zum Zeitpunkt des Kontaktes oder generell emotional nicht zu erreichen ist. Um diese Art von Fragen ehrlich beantworten zu können und zu wollen, muss eine innere Bereitschaft des Patienten vorhanden sein, andernfalls nutzen die Fragen weder mir als Ärztin noch dem Patienten etwas.

Unabhängig von der Art der Erkrankung – ob chronische, onkologische, internistische, orthopädische o.a. – gilt aber: Fragen zu

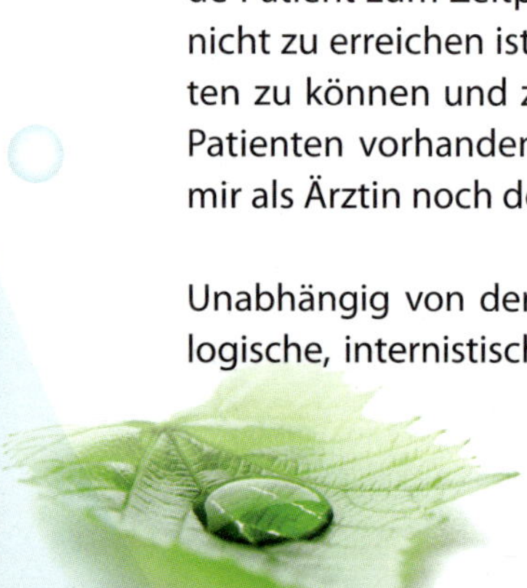

den näheren Lebensumständen gehören bei einem Anamnesegespräch einer ganzheitlichen, integrativen Medizin und einer Intuitiven Körper-Geist-Seele-Medizin dazu. Auch bei akuten Erkrankungen sind diese Fragen hilfreich, im Hinblick auf die Kürze einer akuten Erkrankung aber nicht unbedingt nötig. Anders verhält es sich mit gehäuft auftretenden akuten Erkrankungen. Wiederkehrende Infekte können ein Hinweis auf einen inneren dauerhaften Belastungszustand sein. Dieser kann zu einer schwerwiegenderen Erkrankung führen, wenn er zu lange ignoriert und nicht gelöst wird.

Der Frage, was passiert ist, folgt dann die wichtige Frage:

»Was fühlen Sie dabei?«[24]

Über die nun zum Ausdruck gebrachten Gefühle und Emotionen ist es möglich, die Ängste und die nicht erfüllten Bedürfnisse des Patienten herauszufinden. Laut M. Rosenberg sehnen sich alle Menschen u.a. nach Liebe, Geborgenheit, der Entwicklung von Plänen zur Umsetzung der Träume und Ziele, Kreativität, Sinnhaftigkeit, Selbstwert, Wertschätzung von anderen und für andere, Nähe, Gemeinschaft, emotionale und finanzielle Sicherheit, Respekt, Unterstützung, Vertrauen, (spirituelle) Verbundenheit und Zugehörigkeit, Verständnis, einem erfüllten Sexualleben, dem Erleben von Freude, Lachen, Frieden, Bewegung und Berührung, Nahrung, einer sicheren Unterkunft und Ruhe. Werden diese Bedürfnisse nicht erfüllt, können grundlegende Gefühle auftreten wie Traurigkeit, Einsamkeit, Ungeduld, Gereiztheit, Wut, Enttäuschung, Verwirrung, Widerwille, Hoffnungslosigkeit, Frustration oder Besorgtheit.[25] Die Erfüllung der Bedürfnisse stellt daher die Basis dar, von der aus wir unseren eigenen Weg finden und dadurch zu Glück und Gesundheit bzw. zur Wiedergesundung gelangen können.

Um Menschen aufzuzeigen, dass sie trotz einer Erkrankung oder eines schwerwiegenden Problems über eigene Ressourcen verfügen und die Lösung des Problems in ihnen selbst vorhanden ist, sind weitere Fragen sinnvoll:

»Was hat bisher am besten geholfen?«
»Was glauben Sie selbst: Was benötigen Sie, um gesund zu werden bzw. um das Problem zu lösen?«
»Was oder wer unterstützt Sie in der jetzigen, für Sie schwierigen Situation am meisten?«[26]

Fragen zum Verständnis und zu den Ursachen von Krankheit können während eines Gesprächs ebenfalls gestellt werden. All dies benötigt viel Zeit, Raum und ein tief empfundenes Vertrauen des Patienten gegenüber dem Arzt bzw. Therapeuten. Meiner Erfahrung nach ist es oft hilfreicher, die später im Kapitel »Aktivierung der Selbstheilungskräfte« (siehe S. 130) vorgestellten Fragen zum Hintergrund der Erkrankung von dem Patienten zu Hause in Ruhe beantworten zu lassen. Diese Beantwortung dient einzig zur Selbsterkenntnis des Patienten.

Nehmen sich Ärzte bzw. Therapeuten die Zeit und die innere Ruhe für eine ausführliche Anamnese, sind sie empathisch und achtsam im Umgang und in der verbalen Kommunikation, werden sie oft überrascht: In vielen Fällen finden die Patienten selbst die Auslöser für ihren derzeitigen Zustand und in der Folge ihren persönlichen Weg zur Linderung oder Heilung ihrer Erkrankung. In einem wertschätzenden Gespräch, das von Ruhe geprägt ist, spüren die meisten Menschen ihre Intuition deutlicher als im Alltag. Dies ist häufig der Beginn einer Selbsterkenntnis und Bewusstwerdung, die in dem hier beschriebenen Sinne eine Heilung, also ein inneres Heilsein, einleiten kann. Die Angaben der Patienten mit der durch die arzt- bzw. therapeuteneigene Intuition erhaltene Information und dem medizinischen Wissen zu verbinden, bietet dann ausreichend Möglichkeiten, gemeinsam mit dem Patienten ein Therapiekonzept aufzustellen.

## Säulen der emotionalen und empathischen Kommunikation

- ✔ achtsames, urteilsfreies Zuhören
- ✔ Klärung unverständlicher Teile im Patientenbericht
- ✔ Erfragung, was vor oder zum Zeitpunkt passiert ist, was dabei gefühlt wurde und was aus Patientensicht helfen könnte

# Heilende Berührung

Eine Berührung ist das unmittelbarste Zeichen der Zuwendung und ein wichtiger Teil unserer Kommunikation. Sie ist eine Form der Verständigung, die schneller und direkter abläuft als unsere verbale Kommunikation, und sie ist die erste Ausdrucksmöglichkeit, die wir als Neugeborene lernen. Sie berührt uns, im wahrsten Sinne des Wortes, an unseren Gefühlen. Aus diesem Grund spielt die Berührung eine große Rolle im Heilungsprozess.[27]

In Studien konnte belegt werden, dass jede Form der Berührung eine direkte Auswirkung auf den Hormonhaushalt sowie auf das Handeln und Denken eines Menschen hat. Eine liebevoll ausgeführte Berührung führt zur Ausschüttung von Oxytocin, ein Hormon, das Stresshormone abbaut. Die Ausschüttung von Oxytocin erfolgt auch bei der Geburt und beim Geschlechtsverkehr sowie durch den Saugakt beim Stillen. Der Überflutung des Körpers mit Oxytocin werden auch Gefühle der Liebe und des Vertrauens zugeschrieben. Eine liebevolle Berührung bringt Entspannung, da der so Berührte sich angenommen und unterstützt fühlt. Ein Gefühl der Geborgenheit und Sicherheit stellt sich ein.

In meiner Zeit als Assistenzärztin in einer Klinik musste ich regelmäßig Nachtdienste durchführen, in denen ich viele Notfälle zu behandeln hatte. Das hat mich persönlich sehr angestrengt. Notfälle sind für alle Beteiligten eine große seelische und oft auch körperliche Belastung. Es handelt sich immer um einen Ausnahmezustand, bei dem es gilt, schnell zu handeln. Schnelles Handeln kann Leben retten. In einer solchen Situation können dann Hektik und Unruhe entstehen.[28] Die Situation ist angespannt, und das über-

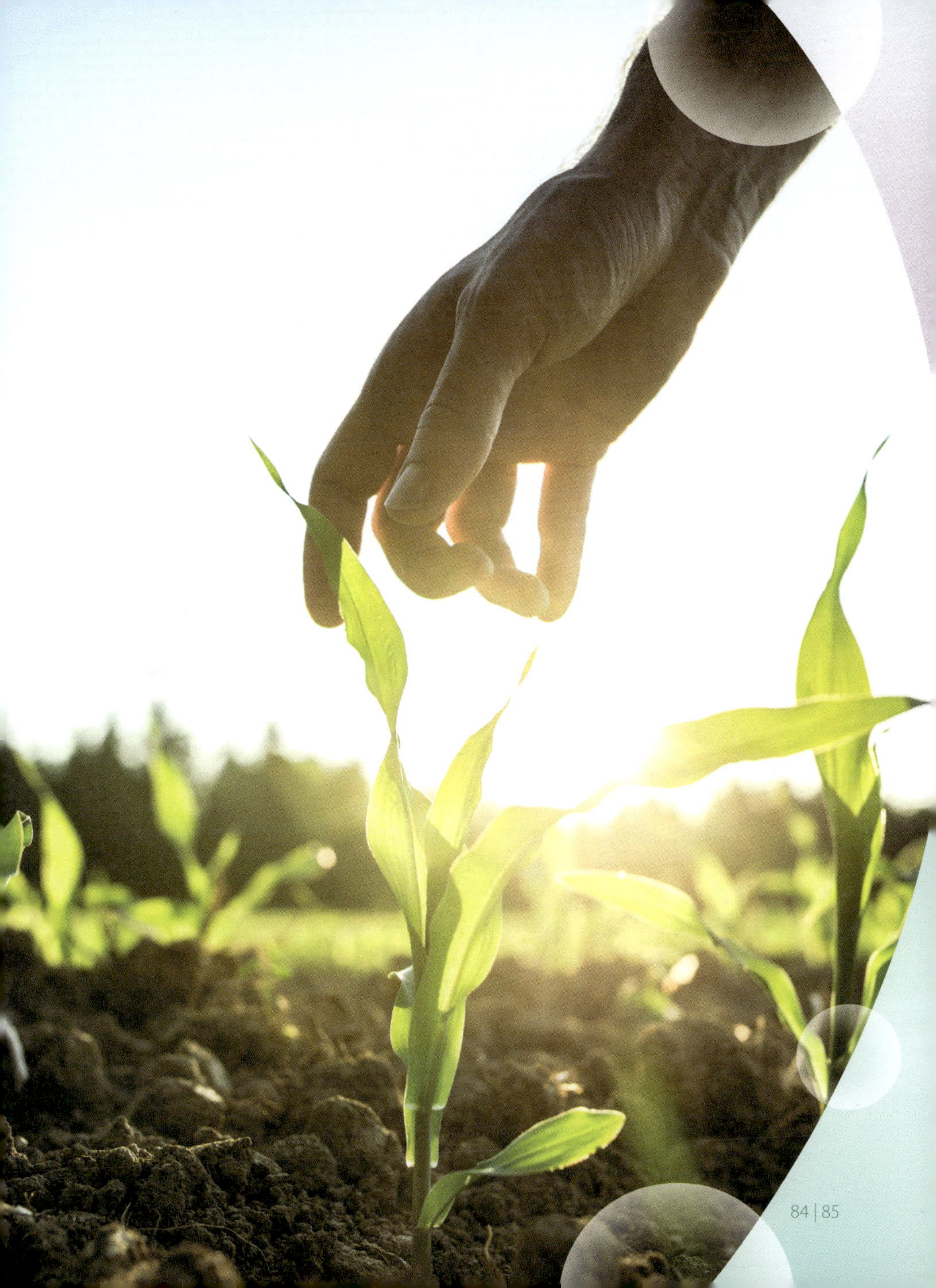

trägt sich auf die betroffenen Patienten und verstärkt bei ihnen die ohnehin bereits vorhandene Angst. In einer solchen Notfallsituation habe ich einmal einer Patientin intuitiv meine Hand auf ihre Schulter gelegt. In dem Moment der Berührung fühlte ich, wie die Patientin sich mir innerlich zuwandte und sich beruhigte. Zudem hatte diese kaum spürbare Beruhigung zur Folge, dass auch ich gelassener wurde und der Patientin durch die Berührung meine Gedanken mitteilen konnte: »Sie sind gut aufgehoben, wir schaffen das!« Eine Berührung bewirkt also bei allen Beteiligten eine Reaktion. Sie kann, wenn sie liebevoll und ruhig ausgeführt wird, Vertrauen wecken, beruhigen und Entspannung herbeiführen.

Viele Studien haben bereits die heilende Wirkung nachgewiesen, die eine Berührung auf Körper und Seele ausüben kann. Vielfach bekannt sind Studien, die sich auf die Entwicklung von zu früh geborenen Kindern konzentrieren und zeigen, dass sich Streicheleinheiten positiv auf die Entwicklung und Überlebensrate der Kinder auswirken. Der Hautkontakt, das zärtliche Berühren und Streicheln fördert die Ausschüttung von Botenstoffen im Gehirn, die so ein Gefühl von Geborgenheit und Liebe geben. Bei Menschen, die an einer Demenz des Alzheimertyps erkrankt sind, konnte in Studien zudem eine Verbesserung der Gedächtnisleistung und der Stimmung durch regelmäßige Berührungen nachgewiesen werden.

Eine Berührung wirkt über die Haut, unserem größten Organ, das mit Millionen von sensiblen Nervenzellen ausgestattet ist. Die Zellen werden durch eine Berührung stimuliert und setzen eine biochemische Kaskade in Gang, die direkten Einfluss auf unser Hormonsystem und unser vegetatives Nervensystem hat. Handelt es sich um eine liebevolle und als angenehm empfundene Berührung, reagiert

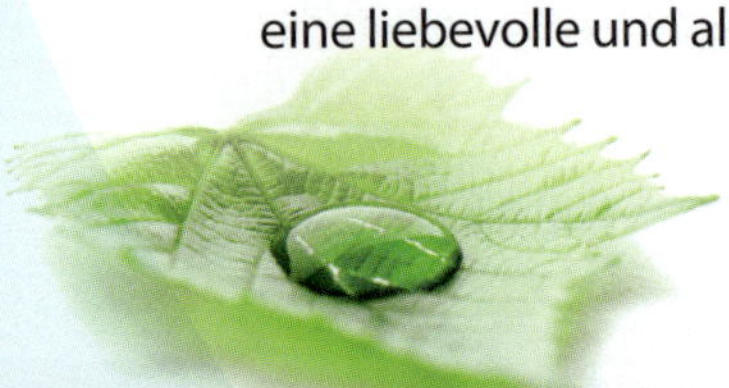

das parasympathische Nervensystem mit Entspannung, Stress- und Angstreduktion sowie Schmerzlinderung. Die Herzfrequenz wird gesenkt, das Immunsystem gestärkt. Massagen und Körpertherapien nutzen den Effekt der heilenden Berührung in Verbindung mit dem Lösen muskulärer Blockaden. Energetische Massagen wie die Ayurvedamassage, die hawaiianische Massage Lomi Lomi Nui, die Thaimassage und die chinesische Tuina-Massage aktivieren mit den über die Haut vermittelten Reizen darüber hinaus den Energiefluss im Körper. Sie harmonisieren und bringen die Energie zum Fließen. Berührungen durch Masseure oder Physiotherapeuten können bei der Lockerung von verspannten Muskelgruppen oder Gelenkblockaden Gefühle freisetzen. Die Erfahrung zeigt, dass es häufig nicht körperliche (somatische) Ursachen sind, die Muskelverspannungen auslösen, sondern nicht gelebte oder nicht gezeigte Emotionen.

Eine Berührung kann aber auch den gegenteiligen Effekt haben: Wird sie förmlich und zwanghaft ausgeführt im Sinne einer inneren Abwesenheit oder Abwehr, löst sie ein Unbehagen in uns aus. Der jeweilige innere Zustand eines Menschen ist also entscheidend für die Wirkung einer Berührung.[29] Zur Unterstützung der Heilung und der Selbstheilungskräfte ist eine achtsame, liebevolle, warme und bewusste Berührung, die sich durch Präsenz und Offenheit zeigt, nötig. Der Bewusstseinszustand des Berührenden entscheidet über die vermittelte Information.

Fakt ist, dass ein Körperkontakt immer eine Emotion auslösen kann – sei es in der Liebe durch die Berührung des Partners, der eigenen Kinder oder der Freunde, bei einer religiösen Zeremonie, einem spirituellen Ritual o. a. In unserer heutigen Gesellschaft werden achtsame Berührungen allerdings immer seltener. Kinder in den Arm zu nehmen und sie zu trösten, erscheint uns noch als selbstverständlich, denn mit Kindern zu kuscheln gilt als ein wichtiges Mittel zur Erhaltung ihrer seelischen und körperlichen Gesundheit. Doch mit zunehmendem Alter reduzieren sich Berührungen immer mehr auf Liebesbeziehungen und werden dadurch im Alltag seltener – dabei haben Erwachsene ebenfalls ein großes Bedürfnis nach Nähe und Berührung. Die Berührungsarmut kann zu Einsamkeit und Entfremdung und darauf folgend zu psychischen und körperlichen Beschwerden führen.

Gerade im Krankheitsfall, wenn wir uns traurig und hilflos fühlen, kann eine Umarmung oder ein Streicheln dazu führen, dass wir uns unterstützt fühlen. Die Berührung über die Haut löst positive Gefühle in uns aus, die zur Aktivierung unserer Selbstheilungsmechanismen beitragen.

Auch in unserer modernen Medizin nehmen Berührungen durch Ärzte und Therapeuten immer weniger Raum im Patientenkontakt ein. Die Diagnostik mithilfe von technischen Apparaten macht einen näheren Körperkontakt oft überflüssig, und körperliche Untersuchungen werden eher kurz gehalten. Sie dienen häufig nur der Bestätigung einer medikamentösen, konservativen oder operativen Behandlung. Selbst eine Berührung zur Begrüßung in Form eines Händedrucks wird gern vermieden, um eine Ansteckung durch Bakterien und Keime zu verhindern. Was aber ist die Folge davon? Behandelnde berauben sich der Möglichkeit, über den Händedruck Informationen über ihren Patienten zu erhalten – denn dieser kann viel verraten: Ist der Druck kraftvoll oder eher schwach? Wie ist die Hautbeschaffenheit? Ist die Hand kalt, warm oder schweißig? All diese Informationen, die sich in körperlichen Gegebenheiten widerspiegeln, geben Aufschluss über den Zustand der Seele und dadurch einen wichtigen Hinweis für die weitere Behandlung.

Berührungen sind von Geburt an eine unserer stärksten Ausdrucksmöglichkeiten. Berühren wir andere, nehmen wir ganz unmittelbar Kontakt auf und offenbaren unser Innerstes. Eine Berührung wirkt immer – sei es in Form einer Geste, die Hoffnung und Trost spendet, oder bereits in Form einer heilenden Behandlung. Legen Ärzte oder Therapeuten ihre Hand auf eine schmerzende Körperstelle, erfahren sie als Behandelnde den Ist-Zustand des Patienten und können anschließend die Veränderung, die sich während der Behandlung einstellt, wahrnehmen.[30] Öffnen Sie sich also der heilenden Berührung – sowohl als Arzt oder Therapeut in Ihrer beruflichen Praxis als auch im privaten Bereich. Berühren Sie sich, umarmen Sie sich, genießen Sie und spüren Sie die wundervolle, heilsame Wirkung!

## Ablauf einer Intuitiven Körper-Geist-Seele-Anamneseerhebung

- ✔ Zeit und Ruhe
- ✔ Herzöffnung, Präsenz, Zuwendung, vorurteilsfreies Begegnen
- ✔ Hören mit dem Herzen: achtsames Zuhören, aktives Beobachten, emotionale und empathische Kommunikation, Berührung
- ✔ Anamnese inkl. körperlicher Untersuchung
- ✔ Erstellung eines Therapiekonzeptes
- ✔ Erörterung des Therapiekonzeptes
- ✔ Abstimmung bzw. Anpassung an das vom Patienten selbst erstellte Konzept

# III

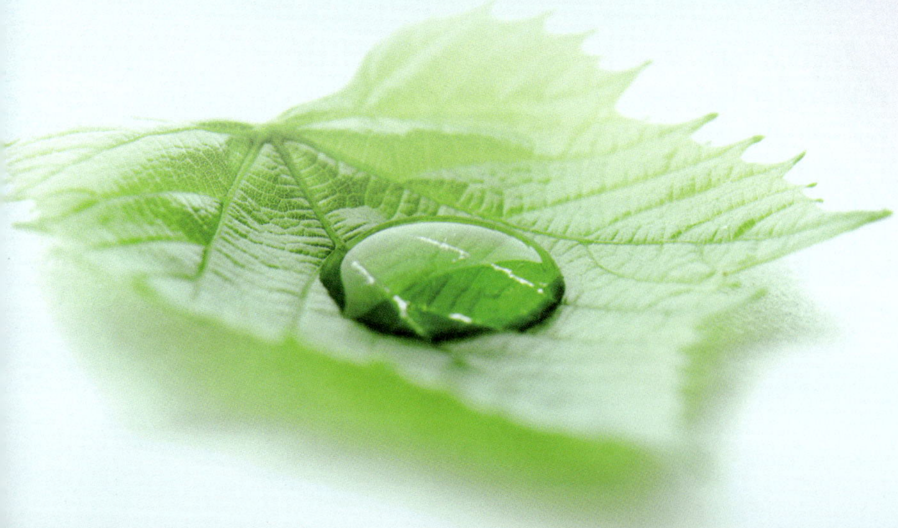

# Vertrauen
## Sie sich selbst
## für Gesundheit und Glück

# Liebe und Verbundenheit, Vergebung, Hingabe und Loslassen

Liebe und Verbundenheit, Vergebung, Hingabe und Loslassen sind wesentliche Elemente auf dem Weg der Heilung. Sie verhelfen zu einem gesunden, glücklichen, liebevollen und zufriedenen Leben. Wenn Sie Liebe und Verbundenheit fühlen, wenn Sie vergeben, Hingabe üben und loslassen, dann leben und gehen Sie Ihren Herz-Seele-Weg – und die heilsame Kraft der Seele kann sich entfalten. Erinnern Sie sich: Liebe löst bestehende innere und äußere Konflikte. Sie überwindet alle Grenzen und stellt Verbundenheit her. Vergebung lässt innere Ruhe und Frieden entstehen. Hingabe bedeutet, das Leben im Jetzt anzunehmen und jegliches kräftezehrende Wollen loszulassen. Innerer Frieden ist laut dem Dalai Lama der wichtigste Faktor für ein gesundes Leben und einen gesunden Körper. Wer inneren Frieden empfindet, ist entspannt. Durch Liebe und die daraus resultierende Verbundenheit, durch Vergebung, Hingabe und Loslassen heilen wir unsere Seele. Wir setzen ihre Kraft ein, um einen Zustand der Achtsamkeit – sowohl uns selbst als auch anderen gegenüber – zu erreichen und in einen Entspannungszustand zu gelangen. Und Entspannung ist die wichtigste Voraussetzung für Heilung!

## Lieben Sie sich selbst – bedingungslos

Die wichtigste Voraussetzung für die Liebe ist die Selbstliebe. Selbstliebe bedeutet, im Frieden mit sich selbst zu sein. Sie stellt eine große innere Kraftquelle und die Basis für ein Leben in Glück und Zufriedenheit dar. Wer sich liebevoll um sich selbst kümmert, gut für seine Seele, seinen Geist und seinen Körper sorgt, befindet sich in vollkommener Harmonie und Balance – und ein solcher Zustand ist die Grundlage für ein Leben in Gesundheit und Ganzheit. Verlieren wir hingegen die Balance, kann Krankheit entstehen – denn Krankheit heißt, aus dem Gleichgewicht zu sein!

Selbstliebe ist die bedingungslose Akzeptanz des Ichs, des Urzustandes. Es ist die Akzeptanz der eigenen Person, so, wie man gegenwärtig ist, mit allen Stärken und Schwächen. Selbstliebe beinhaltet das unerschütterliche Wissen, dass wir so, wie wir jetzt sind, genau richtig sind – uneingeschränkt und frei von blockierenden Glaubenssätzen. Beispiele für belastende Glaubenssätze sind: »Wenn ich bei meiner Arbeit erfolgreich bin, werde ich verehrt und geliebt, und dann kann auch ich mich lieben.« Oder: »Jeder muss mich mögen.« Sollten Sie solche oder ähnliche Glaubenssätze aus Ihrem Leben kennen: Stopp! Es gibt nichts, was Sie erreichen oder sich beweisen müssen. Sie sind liebenswert – unabhängig von einer Leistung. Alle Menschen sind vollkommen, so, wie sie auf die Erde gekommen sind. Niemand muss sich Liebe und Selbstliebe verdienen.

Die Psychologie kennt ein Wort für die Akzeptanz unseres Selbst in der Gesamtheit und für unsere seelische Widerstandsfähigkeit: Resilienz. Resiliente Menschen kennen ihre Stärken, wissen aber auch um ihre Schwächen, doch verurteilen sie sich für diese nicht. Sie zeichnet eine tiefe Verbindung zu sich selbst, zu ihrem Inneren aus. Nach Misserfolgen erholen sie sich schnell, und versuchen ihr Glück einfach an anderer Stelle. Sie sind die sogenannten Stehaufmännchen.

Das Vertrauen und der Glaube an sich selbst sind weitere wichtige Elemente der Selbstliebe. Wer an sich glaubt und auf seine Fähigkeiten vertraut, weiß, dass er die Richtung seines Lebens durch eigenes Handeln selbst bestimmen kann. Doch viele Menschen hindert die Angst, von anderen nicht gemocht oder anerkannt zu werden, daran, ein Leben gemäß der inneren Wahrheit zu führen. Erst die uneingeschränkte Annahme des Selbst und die Überzeugung, dass sie ihr Leben selbst gestalten können, macht sie unabhängig von der Meinung anderer.

Sich selbst zu lieben, heißt auch, sich selbst mit echtem Mitgefühl zu begegnen. Seien Sie liebevoll und verständnisvoll mit sich selbst. Hören Sie auf Ihre innere Stimme, die Ihnen den Weg weist und stets freundlich ist.

Wie können Sie aber eine bedingungslose Liebe sich selbst gegenüber erreichen, wenn Sie Schwierigkeiten haben, sich anzunehmen? Die Antwort darauf ist einfach: Selbstliebe kann erlernt werden. Zelebrieren Sie angenehme Gefühle, d. h., loben Sie sich, wenn etwas gut geklappt hat.[31] Belohnen Sie sich mit etwas, was Ihnen Freude macht. Schauen Sie täglich in den Spiegel, und sagen Sie zu sich selbst: »Ich liebe mich!« Selbst wenn Ihnen etwas Unangenehmes widerfahren ist und Sie sich aufgrund Ihres Handelns oder das einer anderen Person schlecht fühlen, sagen Sie laut: »Ich liebe mich!«

Benutzen Sie positive Affirmationen, die Sie täglich wiederholen, bis Sie in völliger Selbstliebe sind.[32] Welche positiven Sätze Sie sich sagen, hängt dabei ganz allein von Ihnen und den Dingen ab, die Ihnen wichtig sind. Wer z. B. stolz darauf ist, eine gute Hausfrau und Mutter zu sein, sich dieses Gefühl aber nicht auszuleben traut, weil diese Tätigkeit nicht wertgeschätzt wird, könnte sich sagen:

»Ich bin eine gute Hausfrau und Mutter. Ich erfreue meine Familie mit einem schönen Zuhause und empfange alle liebevoll bei ihrer Rückkehr.«

Wer stolz auf seine berufliche Leitungsposition ist, könnte sich z. B. sagen:

»Ich bin eine kraftvolle, kompetente Führungsperson. Ich fördere meine Mitarbeiter und verhelfe dem Unternehmen so zu Erfolg.«

Es ist absolut individuell, welche positive Affirmation stärkt. Entscheidend ist: Nehmen Sie sich wichtig, erkennen Sie Ihren Wert! Stellen Sie sich und Ihre Bedürfnisse an erste Stelle. Wenn Sie sich selbst als wertvoll anerkennen, werden Sie sich gut um sich kümmern. Wertschätzen und achten Sie sich, dann werden auch andere Menschen Sie schätzen und achten. Und ganz wichtig: Wenn Sie glauben, etwas »falsch« gemacht zu haben, oder wenn andere Ihnen die Schuld für etwas geben wollen, verurteilen Sie sich nicht. Verzeihen Sie sich! Geben Sie Ihre Schuldgefühle auf. Lassen Sie nicht zu, dass andere Menschen Macht über Sie erlangen, indem sie Ihnen die Schuld geben, weil Sie nicht so gehandelt haben, wie sie es von Ihnen erwartet haben. Achten Sie sich selbst, akzeptieren und schätzen Sie sich so, wie Sie jetzt sind. Leben Sie in der Gegenwart. Eine besonders kraftvolle Art, sich selbst zu lieben, ist der Humor. Lachen Sie – auch wenn Ihnen etwas missglückt. Alles wird gut!

Erkennen Sie Ihre Einzigartigkeit. So wird es Ihnen leichtfallen, Ihren eigenen Weg zu wählen, der keinem anderen gleicht. Sie sind Teil eines Ganzen, aber Sie sind dabei ganz individuell. Aus diesem Grund hat jeder Mensch seinen eigenen Weg zu gehen. Um sich selbst zu lieben, ist es entscheidend, diese Wahrheit zu verinnerlichen. Anschauungen der Familie, einer Gruppe oder anderer Personen, Glaubenssätze wie: »Ich muss dieses oder jenes tun, um erfolgreich zu sein und geliebt zu werden«, können ein Hindernis auf dem Weg der Selbstliebe sein. Lösen Sie sich von dem, was Ihnen gesagt wird, aber nicht Ihren Anschauungen entspricht. Fragen Sie sich bei jeder Handlung und jeder Entscheidung:

»Bereitet es mir Freude? Entspricht es meinem Wesen?
Fühle ich mich wohl damit? Tut es mir gut?«

Seien Sie sanft und handeln Sie im Sinne einer bedingungslosen Liebe, dann entwickelt sich die Selbstliebe aus dem Herzen heraus.

Verwechseln Sie Selbstliebe aber bitte nicht mit der rücksichtslosen Durchsetzung Ihres Willens aus einer Machtposition heraus. Auch missachtet wahre Selbstliebe nicht die Gefühle und Rechte anderer. Solch ein Verhalten hat nichts mit Selbstliebe zu tun. Sich selbst zu lieben, ist nicht egoistisch. Es ist ein Geschenk an die anderen. Sie werden feststellen, dass ein tiefes, gleichberechtigtes und liebevolles Einlassen auf andere Menschen nur möglich ist, wenn Sie aufgrund Ihrer Selbstfürsorge in Ihrer Mitte sind. Dann setzt eine innere Entspannung ein, durch die Sie Glück und Freude ausstrahlen – und dadurch fühlen sich die Menschen in Ihrer Nähe wohl. Sie werden zu einer Quelle der Inspiration für andere.

Sie sehen, Selbstliebe ist nötig, um andere zu bereichern. Je mehr Sie sich selbst lieben, desto mehr Liebe können Sie geben, wodurch sich die Liebe stetig vermehrt. Wenden Sie sich also Ihrer Seele zu: Was wünscht sie sich? Welchen Weg sollen Sie gehen? Wo möchte Ihre Seele Sie sehen? Wenden Sie sich auch Ihrem Herzen zu: Was sind Ihre Seelen- und Herzenswünsche? Beruflich sowie privat? Finden Sie Ihre ureigensten Bedürfnisse heraus, denn auf dem Weg zur Selbstliebe ist es hilfreich, sich selbst zu erforschen. Jede Veränderung beginnt mit Selbstakzeptanz. Um sich kennenzulernen, sind deshalb Fragen zur Erforschung der eigenen Person und des Herz-Seele-Weges sinnvoll.

## Fragen zur Selbsterforschung

- Was mag ich an mir? Äußerlich und innerlich?
- Lebe ich in einer liebe- und respektvollen Partnerschaft?
- Fühle ich mich in meinen sozialen Netzwerken, also im Kreise meiner Familie, Freunde und Bekannten aufgehoben?
- Arbeite ich in einem Beruf, der mir Spaß macht?
- Arbeite ich in einem Umfeld, in dem ich liebevoll annehmende Kontakte habe?
- Welche Wünsche habe ich verdrängt?
- Räume ich mir im Alltag Zeit für mich ein, um z. B. Sport zu treiben, zu meditieren, Yoga oder Qi Gong zu machen, meine kreative Seite zu leben oder mich mit Freunden zu treffen?

- Glaube ich an etwas? Bin ich religiös oder spirituell?
- Wie kann ich mir selbst etwas Gutes tun?
- Was macht mich glücklich? Wer tut mir gut, bereichert mich und bringt Freude in mein Leben?

Zur Selbsterkenntnis können Sie sich auch Ihre belastenden Glaubensmuster bewusst machen, die Sie bisher davon abgehalten haben, sich selbst bedingungslos zu lieben. Hinterfragen Sie diese, und ersetzen Sie sie durch neue, positiv wirkende Glaubenssätze. Auch kann es hilfreich sein, sich vor Augen zu führen, was Sie nicht an sich mögen. Schreiben Sie diese Eigenschaften auf, und nehmen Sie auch diese in Liebe an!

Haben Sie sich erforscht und herausgefunden, wo Sie im Leben stehen, gehen Sie den nächsten Schritt. Integrieren Sie Übungen zur Verstärkung der Selbstliebe in Ihr Leben. Nehmen Sie sich jeden Tag etwas Zeit für Ihre Selbstliebe – es lohnt sich!

## ÜBUNGEN ZUR AKTIVIERUNG UND UNTERSTÜTZUNG DER SELBSTLIEBE

*Schreiben Sie täglich einen positiven Gedanken zu Ihrer Person auf, z. B.:*

*»Ich bin ein/e kraftvolle/r, fröhliche/r Frau/Mann,
die/der Liebe ausstrahlt.«
»Ich liebe mich und fühle mich in meinem
wunderschönen Körper wohl.«
»Meine fachliche Kompetenz lässt
mich sicher und strahlend sein.«*

*Schenken Sie sich Anerkennung! Loben Sie sich selbst für jede Handlung, auch für »unbedeutende« Tätigkeiten wie beispielsweise das Putzen Ihrer Wohnung.*[33]

*Treffen Sie eine Verabredung mit sich selbst, und nehmen Sie sich etwas vor, was Sie noch nie unternommen haben oder was Sie besonders gern machen. Notieren Sie diese Verabredung wie einen Termin in Ihrem Kalender. Freuen Sie sich darauf, und genießen Sie dann diese Zeit ausgiebig! Gönnen Sie sich regelmäßig eine Auszeit, in der Sie allein sind und keine Tätigkeit verrichten. Sich selbst zu erkennen und sich selbst zu lieben, erfordert Zeiten der Stille. Alleinsein in innerem Frieden ist ein großes Geschenk. Seien Sie einfach nur gegenwärtig im Augenblick. Erlauben Sie sich, Ihren Körper, Ihre Gedanken und Ihre Gefühle ruhen zu lassen.*

*Seien Sie freundlich zu sich. Innere Sätze wie: »Ich bin unfähig«, oder: »Das schaffe ich nie«, wirken sich belastend aus. Erinnern Sie sich: Jeder Gedanke wirkt! Sagen Sie zu sich selbst also nur positive Worte und Sätze, und seien Sie auch auf der Körperebene freundlich zu sich. Erstellen Sie eine Liste mit jenen positiven Eigenschaften und Fähigkeiten, die Sie sich wünschen. Lesen Sie sich diese täglich durch, und wiederholen Sie mehrmals diesen Vorgang. So werden Sie nach einiger Zeit Ihre negativen Glaubenssätze durch positive ersetzen.*

*Suchen Sie sich eine oder mehrere seelische Eigenschaften aus, und denken Sie, wann immer Sie einen Augenblick Zeit haben, an diese. Wiederholen Sie dies mehrmals. Dadurch holen Sie die Eigenschaft in Ihr Energiefeld und stärken sie. Beispiele für seelische Eigenschaften sind Selbstliebe, Liebe, Mitgefühl, Dankbarkeit, Demut, Vergebung, Hingabe, Achtsamkeit, Wertschätzung, Weisheit, Güte, Kreativität, Freiheit, Fülle, Freude, Harmonie.*

## Liebe und Verbundenheit

Liebe ist ein Grundbedürfnis. Evolutionsbedingt sehnen wir uns nach Harmonie und Verbundenheit mit anderen. Ein Konflikt mit Menschen, die sich in unserer Umgebung befinden, uns also nah sind, belastet hingegen unser emotionales Gehirn. Ein liebevoller, emotionaler Kontakt ist die Voraussetzung für Wachstum und für das Überleben. Zahlreiche Untersuchungen belegen die Notwendigkeit einer liebevollen Zuwendung und Berührung für ein gesundes Wachstum von Kindern.[34] Und das gilt auch für uns Erwachsene.

Öffnen Sie jedem Mitmenschen, der Ihnen begegnet, Ihr Herz, denn die Voraussetzung für bedingungslose Liebe und Annahme der anderen ist, das eigene Herz *jederzeit* offen zu halten. Entdecken Sie das Schöne in anderen Menschen, und achten Sie die anderen. Jeder Mensch ist einzigartig und schön. Es gibt keine »schlechten« Menschen, denn jeder versucht nur, seinen eigenen Weg und sich selbst zu finden. Sicher gibt es Momente, in denen die Wünsche der anderen Menschen mit Ihren eigenen Wünschen nicht übereinstimmen und Sie unter der Handlungsweise eines anderen Menschen leiden. Doch auch – oder gerade dann – sollten Sie versuchen, alles, aber auch wirklich alles an dem anderen und an sich selbst anzunehmen und zu lieben – selbst die Seiten, die Ihnen unangenehm erscheinen. Um lieben zu wollen und zu können, erzeugen Sie Gefühle der Liebe und Zuneigung ganz real in sich! Wenn Sie Liebe fühlen, wird Ihre Liebe auch andere erreichen. Wenn Sie selbst ganz Liebe sind, ziehen Sie diese nach dem Gesetz der Resonanz an.[35] Sie werden sehen: Durch Liebe verwandelt sich vieles. Liebe ist ein großer Transformator! Ein Mensch, der sich selbst und andere liebt, strahlt Freude und Wärme aus, die jedem, der sich in der Nähe aufhält, guttun. Er wendet sich allen Lebewesen liebevoll zu – sei es durch ein Lächeln, ein Streicheln, ein freundliches Wort oder eine vollkommene Präsenz. Liebe überwindet Gegensätze und Trennendes. Sie lässt Verbundenheit fühlen und schafft so Ganzheit. Wahre Liebe ist die Erkenntnis Ihrer selbst im anderen.

Wie aber können Sie allumfassende und bedingungslose Liebe geben? Beginnen Sie mit einem Lächeln! Ein Lächeln bringt Sie dem Herzen eines anderen Menschen ganz nah und öffnet – ohne Worte – das eigene Herz und das Herz des anderen. Ein Lächeln vermag auch, ein verschlossenes und verhärtetes Herz zu erweichen. Und das Wichtigste: Nehmen Sie andere Menschen so an, wie sie sind! Jeder ist genau richtig so, wie er ist! Hören Sie auf, von anderen Menschen zu erwarten, dass sie *Ihren* Vorstellungen entsprechen. Geben Sie Ihre Ansprüche in Bezug auf andere auf. Seien Sie liebevoll und annehmend, ohne Hintergedanken und ohne eine Gegenleistung zu fordern. Erwarten Sie keine Anerkennung und Zuwendung von anderen. Hören Sie auf, auf Ihrem Recht zu beharren und Macht auszuüben. Seien Sie wert- und urteilsfrei – auch in Bezug auf sich selbst. Versuchen Sie nicht, den inneren und äußeren Ansprüchen an ein makelloses Erscheinungsbild zu entsprechen. Seien Sie einfach Sie selbst, seien Sie authentisch, und zeigen Sie sich verwundbar. Lassen Sie Ihre Verteidigungsmechanismen fallen, und versuchen Sie nicht, immer perfekt zu sein. Sie werden Liebe für andere Menschen empfinden, wenn auch Sie sich so annehmen, wie Sie sind.

Sollten Sie nun in eine Situation kommen, in der Sie sonst mit Ärger reagiert hätten, freuen Sie sich über die Möglichkeit, lieben lernen zu dürfen. Lächeln Sie sich innerlich zu, und senden Sie dem Verursacher der Situation einen liebevollen Gedanken. So unterstützen Sie den anderen mit Liebe und befreien sich selbst von der Beeinträchtigung durch sein Verhalten. Bedingungslos zu lieben, heißt, selbst zur Quelle der Liebe zu werden. Führen Sie sich immer wieder vor Augen: Anderen Liebe zu schenken, bereichert auch Sie. Senden Sie deswegen täglich einige Minuten Liebe an alle Lebewesen, die Ihnen etwas bedeuten.

## ÜBUNG

*Seien Sie in Streitsituationen gelassener. Wenn Sie merken, dass Sie in Stress geraten, können Sie wie folgt vorgehen: Holen Sie tief Luft, kündigen Sie an, dass Sie die Situation nun verlassen werden, lächeln Sie sich innerlich zu, und seien Sie für die Lernsituation dankbar.*

### Vergebung

Allumfassende Liebe und Vergebung sind untrennbar miteinander verbunden. Wer liebt, vergibt. Vergeben Sie sich und anderen jeden Moment, in dem Sie oder andere die Liebe und das Glück nicht gespürt oder nicht gelebt haben. Vergeben Sie sich und anderen alles, was auch immer Sie oder andere getan haben. Vergeben Sie sich und anderen alle Vorwürfe, Verurteilungen, Wertungen, Verletzungen. Schließen Sie Frieden mit allem und allen. Die Vergebung anderen gegenüber ist ein Akt der Liebe und der Selbstliebe, und somit ein wichtiger Faktor, der zu Heilung und Glück führt!

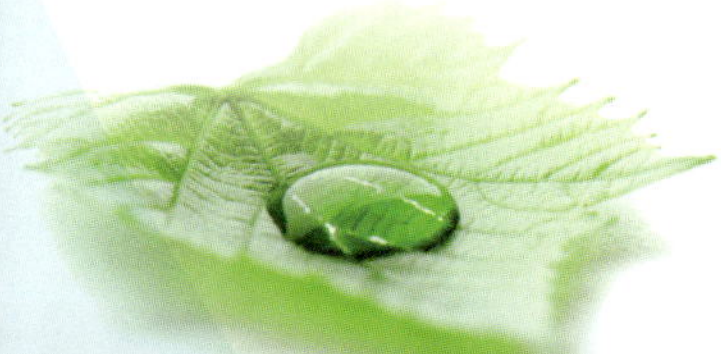

Vergebung ist die Voraussetzung für ein menschliches Miteinander. Sie reinigt und klärt. Sind Sie zornig auf jemanden, beeinträchtigt das aufgrund Ihrer Verbindung mit dem universellen Feld zwar auch die andere Person, aber viel mehr beeinträchtigt es Sie selbst. Alles, was Sie nicht vergeben und nicht loslassen, wirkt auf Ihre eigene Person, haftet an Ihnen, nimmt Ihnen Ihre Energie – und zieht nach dem Gesetz der Resonanz Gleichartiges an. Nicht zu vergeben, bedeutet, unbewusst am Schmerz festzuhalten und die gleiche Verletzung oder das gleiche Gefühl der Demütigung immer wieder zu durchleben. Verletzungen hinterlassen in Ihrer Seele und in den Zellen Ihres Körpers Spuren. Zellen haben ein Gedächtnis, und eine seelische Verletzung speichert sich in Ihren Zellen ab. Dies verändert die Zellschwingung und die Energie, und das kann dann zu Krankheit führen. Doch die Vergebung kann eine Verletzung in Liebe aufheben und Heilung bringen. Vergeben Sie deswegen allen, die Sie verletzt haben, die Sie ärgern, die Ihnen schaden oder mit denen Sie einen Konflikt austragen. Wichtig ist, dass Sie tief in Ihrem Herzen vergeben und dann den anderen in Frieden loslassen.[36] Sie befreien sich dadurch von der Last negativer Gefühle und Gedanken, und Ihre Seele wird frei für lebensbejahende und lebensfördernde, neue, schöne Erfahrungen.

Bitten Sie auch die Menschen um Vergebung, die Sie verletzt oder denen Sie ein Unrecht angetan haben, sei es absichtlich oder unbewusst. Bitten Sie die Betreffenden in einem Gespräch oder in einem Brief aus tiefstem Herzen um Vergebung. Oder, wenn Sie zu einem solchen Schritt noch nicht bereit sind, bitten Sie sie innerlich in Ihren Gedanken um Vergebung, und senden Sie so diese Botschaft aus. Wählen Sie den Weg, der für Sie machbar ist. Wichtig ist nur, dass Sie um Vergebung bitten. Sie heilen damit die anderen und sich selbst. Und vergessen Sie dabei vor allem nicht eine Person: sich selbst! Vergeben Sie sich alles, was Sie sich vorwerfen, was Sie bedauern, was Sie Ihrer Meinung nach »falsch« gemacht haben. Vergeben Sie sich, dass Sie sich mit Selbstvorwürfen belastet und sich innerlich verurteilt haben. Vergebung schenkt inneren Frieden, und dieser ist eine Voraussetzung für einen gesunden Körper und ein Heilsein im ganzheitlichen Sinn.

## ÜBUNG

*Suchen Sie sich einen ruhigen Ort in der Natur oder in Ihrem Zuhause. Im Sommer können Sie Ihre Konzentration auf die Sonne richten. Im Haus zünden Sie z. B. eine Kerze an. Atmen Sie tief ein und aus, und werden Sie innerlich gelassen. Senden Sie dann sich selbst und den Menschen, von denen Sie sich schlecht behandelt fühlen, Vergebung. Sagen Sie beim Ausatmen: »Ich vergebe mir/dir/euch.« Wiederholen Sie dies mehrmals.*

### Hingabe und Loslassen

Eine Weisheit des Heilens und der Heilung besteht darin, sich hinzugeben. Hingabe bedeutet, sich dem Leben anzuvertrauen, und zwar in dem Wissen, dass alles richtig ist, so, wie es ist, und alles gut wird. Wer sich hingibt, lässt los und fühlt sich getragen vom Leben. Durch Hingabe entstehen innere Freiheit und ein Gefühl der Lebendigkeit.

Hingabe bedeutet, das Hier und Jetzt zu akzeptieren und jeglichen Widerstand loszulassen. Durch Akzeptanz des Ist-Zustandes werden Sie frei von einer Situation, gegen die Sie sich bisher gewehrt haben. Und häufig geschieht dann etwas Erstaunliches: Indem Sie den Ist-Zustand loslassen, verändert er sich![37] Hingabe heißt also, voller Vertrauen im Leben und im Augenblick aufzugehen. Hingeben können Sie sich immer nur dem Jetzt. Werden Sie bedingungslos eins mit dem Moment. Hingabe ist mit Dankbarkeit und höchster Achtsamkeit verbunden und ermöglicht das Erleben tiefer Verbundenheit. Sich hinzugeben heißt, sich dem Leben zu überantworten und das anzunehmen, was kommt. Ein offenes Herz ist die wichtigste Voraussetzung, um alles, was uns das Leben schickt, willkommen zu heißen. Hingabe bedeutet aber auch die Abgabe von Kontrolle, also Loslassen. Um sich ganz hingeben zu können, ist ein tiefes Vertrauen, dass alles, was passiert dem inneren Wachstum dient, nötig.

Im Verständnis der östlichen Philosophie und Tradition bedeutet Hingabe zudem, sich in den Dienst des großen Ganzen zu stellen und zum Wohle aller und zum eigenen Wohl zu leben. Bedingungslose Hingabe geschieht durch Liebe und Vergebung.

Vertrauen Sie auf die große Kraft der Hingabe und des Loslassens. Lieben und vergeben Sie – Sie werden sich selbst und andere damit bereichern und Ihre Heilung unterstützen.

# Hören Sie auf Ihre Seele und Ihr Herz:

## Schenken Sie sich Freude und Zufriedenheit, lachen Sie, und erleben Sie Dankbarkeit

Freude ist die Essenz unseres Seins! Gefühle der Freude wie Zufriedenheit und Heiterkeit steigern die Ausschüttung des Serotonin und der Endorphine und stärken somit die körpereigene Abwehr. Lachen und Dankbarkeit erhöhen ebenfalls die Produktion von Endorphinen und bewirken weitere wichtige physiologische Veränderungen, die unser Immunsystem stärken.

Wenn Sie sich selbst bedingungslos lieben, erfolgt automatisch eine Klärung Ihrer Lebensumstände und eine Hinwendung zu Aktivitäten und Tätigkeiten, die Sie körperlich, geistig und seelisch ausfüllen und Sie glücklich machen. Dies können Freizeitbeschäftigungen, ehrenamtliche Tätigkeiten, spirituelle Themen, berufliche oder eben gesundheitliche Ziele sein. Alles, was Freude, Zufriedenheit und Energie in Ihr Leben bringt, dient Ihrer Seele und Ihrem Herz und wirkt sich positiv auf den Körper aus.

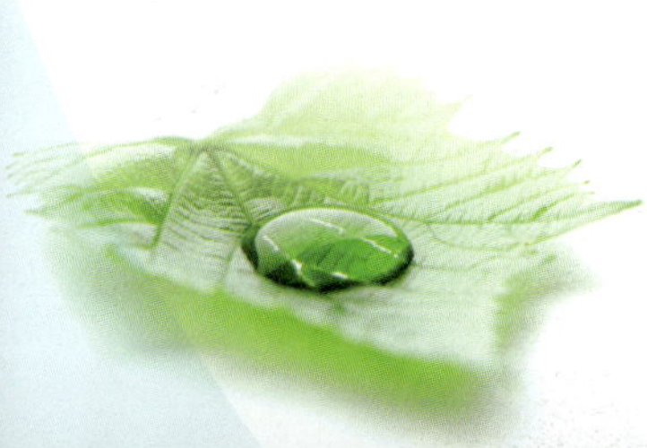

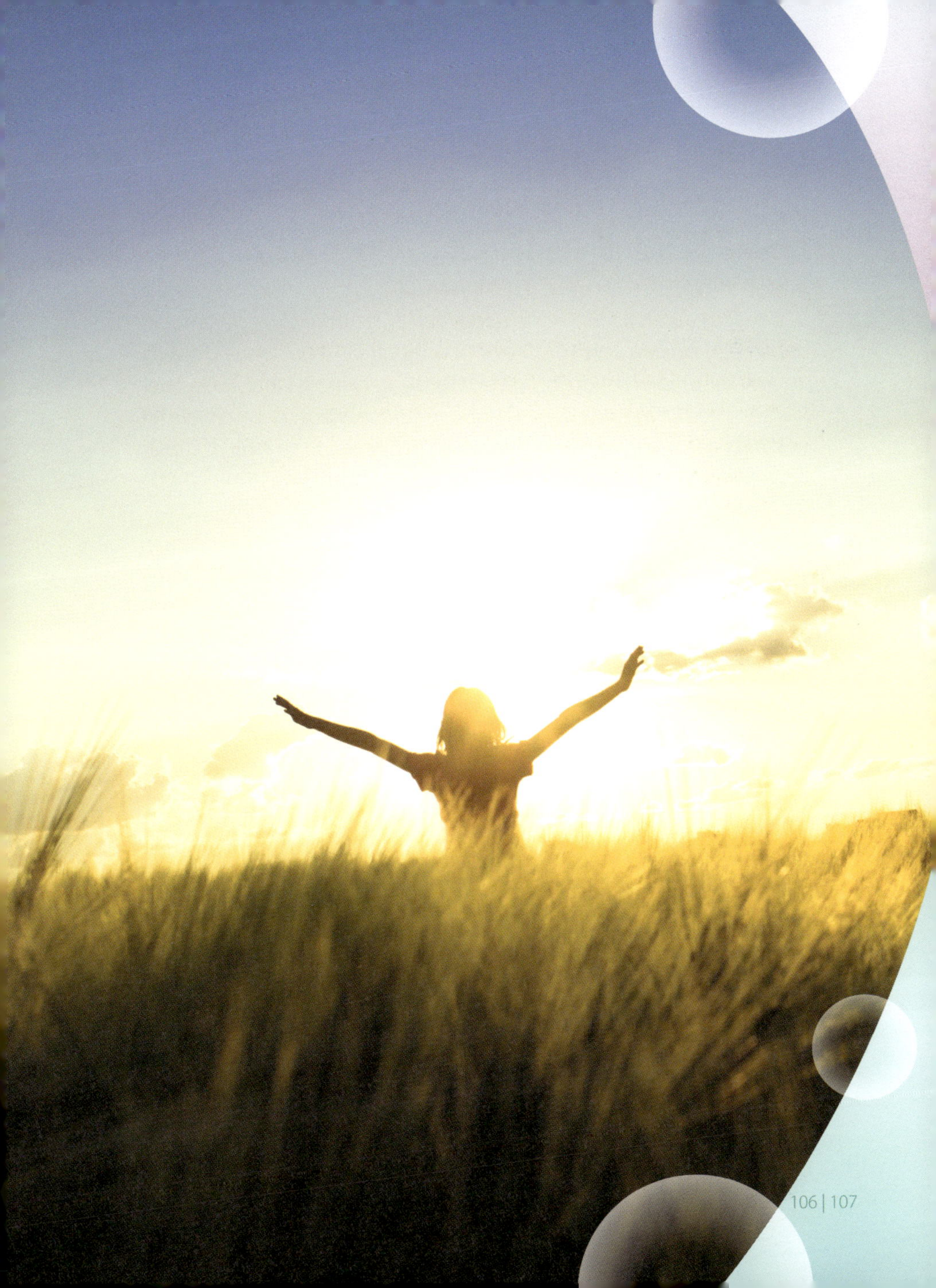

## ÜBUNG

*Erstellen Sie sich eine Liste zu Ihren derzeitigen Lebensumständen, auf die Sie all Ihre bisher nicht verwirklichten Seelen- und Herzenswünsche schreiben. Notieren Sie auch jene Beschäftigungen und Hobbys, die Sie früher gern durchgeführt haben oder derer Sie sich immer schon gern annehmen wollten. Seien Sie kreativ im Gestalten Ihrer Liste, und setzen Sie sich keine Begrenzungen. Spielen Sie mit der Freude am Finden Ihrer Seelen- und Herzenswünsche. Es gibt vielfältige Modelle, an denen Sie sich orientieren können, um Ihre Ziele in Bezug auf innere Fülle, Zufriedenheit und Freude zu definieren.*

*In dem Buch »Alltag im Griff mit dem inneren Schweinehund« von Marco von Münchhausen und Ingo P. Püschel wird ein einfaches, anwendungsfreundliches Modell des iranischen Arztes Nossrat Peseschkian vorgestellt. Dieser hat in verschiedenen Kulturkreisen Forschungen betrieben, um herauszufinden, welche Bereiche für Glück, Zufriedenheit und ein erfülltes Leben wichtig sind. Länder- und kulturübergreifend kristallisierten sich vier große Bereiche heraus: 1. Familie, soziale Kontakte und Umfeld, 2. Beruf und finanzielle Sicherheit, 3. Sinn und Kultur, 4. Gesundheit.[38] Zur Anregung für Ihre eigenen Ideen, werde ich mich im Folgenden auf diese vier Lebensbereiche beziehen, aber fühlen Sie sich bitte nicht durch die angegebenen Beispiele begrenzt. Jede Tätigkeit oder Beschäftigung, die Ihnen Freude bereitet, unterstützt Sie auf dem Weg zur inneren Mitte und Ganzheit und somit auch auf dem Weg zur Heilung.*

## 1. Familie, soziale Kontakte und Umfeld

- › Partnerschaft, Sexualität
- › Kinder, Verwandte
- › Freunde, Bekannte
- › soziales, politisches Engagement
- › Wohnumfeld

## 2. Beruf und finanzielle Sicherheit

- › Arbeit, Beruf, Berufung, Leistung
- › Erfolg, Karriere, Weiterbildung
- › Vermögen/Finanzen, Altersvorsorge

## 3. Sinn und Kultur

- › Lebenssinn
- › eigene Werte
- › Kreativität: Singen, Malen, Tanzen, Schreiben …
- › Spiritualität, Religion, Philosophie
- › geistiges Wachstum, geistige Ausgeglichenheit

## 4. Gesundheit

- › Sport, Bewegung
- › Erholung, Entspannung, Entspannungsmethoden
- › gesunde Ernährung

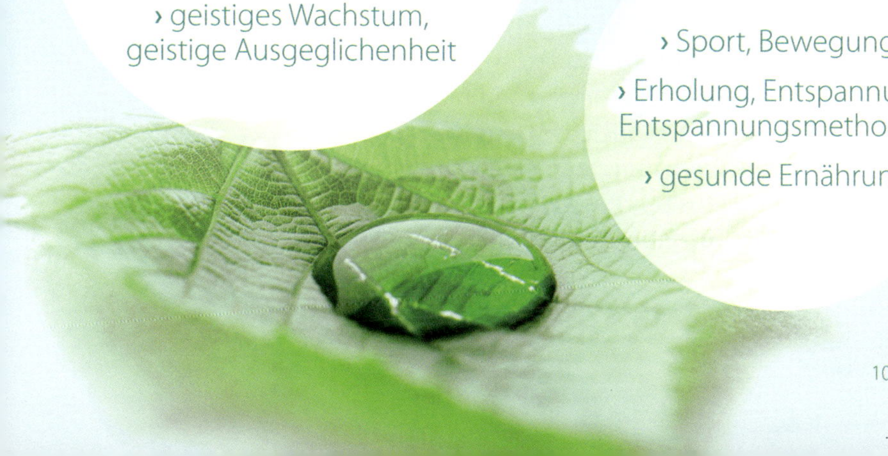

Sie können sich zu jedem der vier Bereiche Fragen stellen, um Ihren aktuellen Ist-Zustand herauszufinden. Auf den folgenden Seiten finden Sie dazu einige Beispielfragen. Notieren Sie im Anschluss den Wunschzustand, und sammeln Sie Ideen, wie Sie diesen in Ihrem Leben verwirklichen können.

## Familie, soziale Kontakte und Umfeld

› Fühle ich mich in meiner Partnerschaft/als Single wohl? Wenn nicht, was müsste sich ändern, damit ich zufrieden wäre? Ist mein Liebesleben erfüllt? Lebe ich meine Sexualität, so, wie ich es möchte? Verleihe ich meiner Männlichkeit/Weiblichkeit Ausdruck?
› Was benötige ich, um mich geliebt zu fühlen? Liebe ich mich selbst? Bin ich es mir selbst wert, geliebt zu werden? Lasse ich Liebe zu?
› Wiederholen sich Beziehungsmuster in meinem Leben? Wenn ja, welche? Wie kann ich sie auflösen? Welche Lernaufgabe meiner Seele versteckt sich dahinter?
› Wenn ich heute sterben würde oder ein Mensch, den ich liebe und der mir wichtig ist: Ist alles Schöne zwischen uns gesagt? Habe ich meine Liebe ausgedrückt? Haben wir uns unsere gegenseitige Liebe ausgedrückt? Gibt es Unausgesprochenes?
› Wie steht es bei mir mit Vergebung? Gibt es Menschen, denen ich vergeben sollte oder die mir vergeben sollten?[39]
› Bin ich bereit, mich im Herzen berühren zu lassen, mich verletzlich zu machen und mich dem Fluss des Lebens anzuvertrauen?
› Wie ist mein Verhältnis zu meinen Kindern? Was kann ich tun, um mich ihnen (mehr) zu zuwenden? Was möchte ich ihnen unbedingt mit auf ihren Weg geben?

- Habe ich einen zuverlässigen Freundeskreis und ein verlässliches soziales Netzwerk? Pflege ich meine Freundschaften? Wenn nicht, wie könnte ich anderen eine Freude machen? Wenn ich keinen Freundeskreis habe, wie könnte ich mir einen aufbauen?
- Habe ich Interesse, mich politisch oder sozial zu engagieren?[40]
- Wohne ich so, wie ich es mir wünsche? Entspricht die Stadt, das Land, das Haus/die Wohnung meinen Vorstellungen? Gefällt mir das Umfeld (Wald, Berge, Meer oder Stadt)? Wenn nicht, wie kann ich es ändern?
- Gibt es in meiner Umgebung Umwelteinflüsse, die sich schädlich auf meine Gesundheit auswirken? Kann und möchte ich diese reduzieren, wenn nötig durch einen Umzug?

## Anmerkungen

Pflegen Sie Ihre Freundschaften, und bringen Sie sich in Gruppen ein. Dies bedeutet nicht, dass Sie sich ständig und ausschließlich mit vielen Menschen umgeben, blinden Überaktionismus zeigen, an allen zur Verfügung stehenden Projekten oder Veranstaltungen teilnehmen oder wider Ihre Natur handeln sollen. Jeder Mensch ist individuell, und es gibt Menschen, die gern allein sind. Jeder Mensch benötigt Zeit und Raum für sich selbst – um zur Ruhe zu kommen und die innersten Bedürfnisse wahrzunehmen, um Geschehnisse zu verarbeiten und Kraft zu sammeln. Aber eine Einbindung in soziale Netzwerke in Form von Freundschaften oder Sportvereinen, Glaubens- und Musikgruppen oder sozialen, politischen Gruppen kann ein Verbundenheitsgefühl, ein Miteinander vermitteln. In einem positiv erlebten sozialen Umfeld wird unsere Stresstoleranz erhöht. Das Miteinander entspricht unserer ursprünglichen Natur weit mehr als der tägliche Konkurrenzkampf im Alltag und in der Arbeitswelt, bei dem es meist nur um Leistung und Gewinnen, Karriere und Bessersein geht. Ein solches Gegeneinander findet sich in unserer heutigen Gesellschaft immer noch häufiger als ein harmonisches Miteinander.

Die im ersten Kapitel beschriebenen Erkenntnisse der Quantenphysik über die Existenz eines alles umfassenden Energiefeldes, in dem alles und jeder mit allem und jedem verbunden ist, belegen, dass wir uns mit unserer Einzelkämpfermentalität gegen uns selbst richten. Kulturen, die sich mit der Natur und dem Universum seit jeher verbunden fühlen, leben häufig in großen sozialen Gemeinschaften und stellen das Gemeinwohl sowie die Ganzheit in den Vordergrund. Ein Ergebnis davon ist, dass auch der Einzelne gesünder, glücklicher und zufriedener ist. Immer mehr Wissenschaftler erforschen diese heilsame Kraft unserer tiefen Beziehung zueinander. So haben Neurowissenschaftler mithilfe von Hirn-Scans beobachtet, dass wir auf geistiger Ebene in Kontakt miteinander stehen und uns gegenseitig spüren können. Wir leben nicht isoliert und von den anderen abgetrennt, sondern stehen ständig und auf vielen Ebenen mit ihnen in Kontakt. Zeigen wir diese Verbundenheit auch in unserem alltäglichen Leben in Form von aktiven, liebevollen Freundschaften oder anderen Gemeinschaftsformen, erleben wir ganz unmittelbar die positive und heilsame Energie des Zusammenseins.

Sollten Sie bisher vor allem allein durch das Leben gegangen sein, überlegen Sie sich, ob es Gruppenaktivitäten oder Sportarten gibt, die Sie schon immer einmal durchführen wollten. Suchen Sie sich Gleichgesinnte zur Durchführung, oder treten Sie einem Verein bei. Leben Sie allein und fühlen Sie sich oft einsam? Vielleicht wäre dann ein Wohnprojekt oder eine Wohngemeinschaft eine alternative Lebensform für Sie, um soziale Kontakte in Ihren Alltag zu bringen. Wenn Sie alleinstehend sind, können Sie in oben beschriebenen Netzwerken Freunde oder auch einen Lebenspartner finden. Seien Sie kreativ, setzen Sie Ihren Gedanken keine Grenzen, und erkunden Sie spielerisch, wie und wo Sie Kontakte und Freundschaften aufbauen können, die für Sie positiv und förderlich sind.

Wenn Sie bereits in einer festen Partnerschaft leben, schenken Sie sich gemeinsame Zeit. Im Lauf der Jahre wird das Zusammenleben häufig durch den Alltag bestimmt. Aus diesem Grund ist es wichtig, bewusst die Routine zu durchbrechen und sich – auch als Liebespaar – neu zu entdecken. Denken Sie an Ihre Zeit der Verliebtheit. Was haben Sie in dieser Zeit gemeinsam unternommen? Wo lagen Ihre Übereinstimmungen? Liebe gibt Kraft und unserem Leben einen Sinn. Das bedeutet aber nicht, hartnäckig an einer Partnerschaft festzuhalten, die von Streit und Respektlosigkeit geprägt ist, in der Sie sich nicht mehr wohlfühlen und die Sie nur aus Angst vor dem Alleinsein aufrechterhalten. Trifft dies auf Sie zu, dann überlegen Sie sich, wie sich diese permanent belastende private Situation in Zukunft auf Ihre Zufriedenheit und Ihre Gesundheit auswirken würde – und leiten Sie dann, wenn nötig, die entsprechenden Veränderungen ein.

## Beruf und finanzielle Sicherheit

- Habe ich den für mich stimmigen Beruf? Wenn nicht, welcher wäre es? Ist mein Beruf auch meine Berufung? Welche Position möchte ich erreichen? Will ich Karriere machen?
- Was sind meine Kernkompetenzen? Was sind meine Talente?
- Gibt mir meine Arbeit Energie? Oder fühle ich mich oft müde und ausgelaugt?
- Habe ich den Wunsch, mich fortzubilden? Möchte ich in einem anderen Bereich eine Ausbildung bzw. einen Lehrgang absolvieren?
- Ist meine finanzielle Lage für mich zufriedenstellend? Habe ich finanzielle Rücklagen? Bin ich finanziell abgesichert? Wenn nicht, will ich mich absichern? Wie erreiche ich das? Welche Vermögensbildungsziele habe ich mittel- bis langfristig?[41]
- Möchte ich mehr Geld verdienen? Wenn ja, wofür möchte ich das Geld ausgeben?
- Mache ich mir oft Sorgen um Geld? Habe ich Existenzsorgen? Gibt es eine Möglichkeit, mit wenig Geld glücklich zu sein?

### Anmerkungen

Überprüfen Sie, ob Ihr Beruf oder Ihre Arbeitsstelle Ihrer Wunschvorstellung entspricht. Haben Sie sich für die Berufswahl bewusst entschieden oder wurden Sie (z.B. von Ihren Eltern) gebeten, »etwas Anständiges« zu lernen? Viele Menschen sind im Erwachsenenalter ganztägig berufstätig, verbringen also einen großen Teil der Lebenszeit in ihrem Beruf. Ein Beruf, der Freude bereitet und ein annehmendes, wertschätzendes Arbeitsumfeld bietet, ist eine wichtige Voraussetzung für innere Zufriedenheit. Oft bringen

Fortbildungen und die so gewonnenen neuen Qualifikationen bereits erhoffte Veränderungen im gewählten Beruf – sei es im Betätigungsfeld, auf der Karriereleiter oder finanziell. Idealerweise haben Sie Ihr Hobby zum Beruf gemacht. Sollten Sie sich jedoch seit Jahren in einem ungeliebten Beruf befinden, dann haben Sie Mut zur Veränderung. Fragen Sie sich auch hier, wie es sich auf Ihre Zufriedenheit und Ihre Gesundheit auswirkt, wenn Sie jeden Tag einer Tätigkeit nachgehen, die Sie unglücklich macht. Es gibt viele Möglichkeiten – auch in höherem Alter – einen neuen beruflichen Weg einzuschlagen. Ihre Freude und Ihre Gesundheit werden es Ihnen danken.

## Sinn und Kultur

- Habe ich Werte, die mir in meinem Leben wichtig sind? Lebe ich ihnen gemäß?
- Kenne ich den Sinn oder die Vision meines Lebens? Wenn nicht: Wie könnte dieser Sinn oder diese Vision aussehen?[42]
- Welcher Art von kreativer Beschäftigung bin ich in der Kindheit spielerisch nachgegangen? Wie habe ich mich dabei gefühlt? Wäre es möglich, diese Kreativität jetzt wiederzubeleben? Was oder wer regt mich an, kreativ zu sein?
- Weiß ich, was meine Seele gern erschaffen möchte?
- Welche kulturellen Themen interessieren und begeistern mich? Nehme ich mir Zeit, kulturelle Veranstaltungen zu besuchen?
- Glaube ich an etwas? Glaube ich an Gott oder an eine übergeordnete Kraft? Fühle ich eine spirituelle Verbindung? Was löst der Gedanke an Religion und Glauben in mir aus? Könnte es hilfreich für mich sein, mich mit dem Urgrund/dem Göttlichen zu verbinden?[43]

- Bin ich bereit, eine Erkrankung als Erkenntnisprozess und als eine Möglichkeit des geistigen Wachstums anzunehmen?
- Fühle ich Dankbarkeit? Wenn ja: Wofür? Kann ich täglich mindestens drei Gründe finden, um aus tiefstem Herzen dankbar zu sein?
- Bin ich glücklich? Was bedeutet Glück für mich?
- Entdecke ich an anderen Menschen ihre schönen Seiten oder sehe ich eher ihre »negativen« Seiten? Beschäftige ich mich überwiegend mit positiven oder eher mit belastenden, negativen Dingen?
- Was brauche ich, um auf seelisch-geistiger Ebene geheilt zu werden? Kann ich mir das zukommen lassen, was ich brauche?

## Anmerkungen

Haben Sie schon einmal darüber nachgedacht, ob es einen speziellen Sinn in Ihrem Leben gibt? Gibt es eine Aufgabe oder Vision, die Sie in diesem Leben erfüllen können, etwas Einzigartiges, etwas, was Sie als Person auszeichnet und was Sie weitergeben möchten? Das Finden eines Lebenssinns oder eines Ausdrucks der eigenen Kreativität kann zur Verwirklichung des Selbst führen. Sie müssen hierbei nicht die Welt verändern oder eine Person des öffentlichen Lebens werden. Bereits in Ihrem privaten Umfeld – innerhalb der Familie, des Freundeskreises, der Gemeinde – können Sie viel bewirken und sich und andere bereichern. Es geht um Ihre persönliche Stärke, z. B. darum, liebevoll, sozial engagiert, empathisch, organisiert, sportlich oder musikalisch zu sein. Zeigen und leben Sie Ihre Stärke. Jeder Mensch ist wertvoll und verfügt über eine große Menge an Stärken – auch Sie!

Sich selbst zu verwirklichen und einen Sinn im Leben zu entdecken, setzt voraus, dass Sie sich in Ihrer inneren Mitte befinden. Um solch eine innere Ruhe und Gelassenheit zu erreichen, ist es hilfreich, Ruheinseln im Alltag zu schaffen, in denen Sie ganz allein für sich sind. Verabreden Sie sich mit sich selbst und unternehmen Sie etwas, was Ihnen Freude macht – sei es aktiv mit einer sportlichen Betätigung, ruhig in Form einer Meditation oder kreativ mit einer gestalterischen Tätigkeit. Momente, in denen Sie glücklich sind und die Sie mit sich allein verbringen, stellen eine wichtige Kraftquelle für Ihren Alltag dar. Schenken Sie sich regelmäßig Zeit für sich, dann werden Sie Ihr Potenzial spüren und können dieses entfalten. Darüber hinaus wird Ihnen in der Stille Ihre innere Verbundenheit mit der Natur bewusst. So gestärkt können Sie sich im Anschluss wieder in Ihre sozialen Netzwerke begeben und Ihre Energie in die Gemeinschaft einbringen. Sie werden die Verbundenheit mit anderen Menschen nun umso deutlicher spüren.

Interessieren Sie sich für Musik, Tanz, Kunst oder Literatur? Dann nehmen Sie sich Zeit, um kulturelle Veranstaltungen zu besuchen und zu genießen. Oder entdecken Sie Ihre eigene kreative Seite! Sie wollten schon immer ein Musikinstrument spielen oder möchten nach langer Pause wieder zu Ihrem Instrument greifen? Sie lieben es, zu tanzen oder zu singen, haben aber seit Ihrer Jugend nicht mehr getanzt oder gesungen? Oder möchten Sie malen? Ein Tagebuch oder Briefe an Freunde schreiben? Scheuen Sie sich nicht, sondern versuchen Sie, Kreativität in Ihr Leben zu holen. Seien Sie spielerisch, denn es geht nicht um Leistung oder Produktivität, sondern um Ihre innere Bereicherung, Ihren künstlerischen Ausdruck und Ihre Freude.

Viele Menschen finden Halt in einer Religion oder einer philosophischen Lehre. Wie verhält es sich bei Ihnen? Beschäftigen Sie sich manchmal mit spirituellen Themen oder mit Ihrem geistigen Wachstum? Gibt es religiöse Themen, die Sie interessieren und inspirieren? Menschen, die in eine Krisensituation geraten oder sich in der Mitte ihres Lebens befinden, wenden sich häufig diesen Bereichen zu, um zu verstehen, an etwas zu glauben oder den höheren Sinn des Lebens zu entdecken. Sollten Sie ebenfalls einen solchen Impuls verspüren, zögern Sie nicht, diesem nachzugeben. Er kann Ihr Leben bereichern!

Wie oft sind Sie in Ihrem Alltag dankbar? Dankbarkeit ist eine kraftvolle Methode, mehr Glück und Zufriedenheit im Leben zu verspüren. Haben Sie schon einmal versucht, sich ausschließlich und ganz bewusst auf die schönen Seiten und Vorzüge Ihrer Mitmenschen zu konzentrieren? Viele Menschen legen ihren Fokus auf die Dinge, die sie als negativ empfinden. Sie schauen dann vor allem darauf, was der Lebenspartner, der Arbeitskollege, der Nachbar oder das Kind gerade alles *nicht* erledigt oder »falsch« gemacht hat. Bringen Sie den Mut auf, aus einem positiven Blickwinkel auf andere zu schauen. Sie werden überrascht sein, wie viel Schönes Sie an Ihren Mitmenschen entdecken werden! Wenn Sie das dann noch Ihren Mitmenschen mitteilen, wird sich das Positive verstärken – denn jeder Mensch hört gern Schönes und Liebevolles über sich. Ändern Sie auf diese Art Ihren Blickwinkel, und ein wunderbarer Nebeneffekt wird sich einstellen: Sie werden sich ebenfalls besser fühlen! Das Entdecken von Schönem und Wertvollem an anderen Menschen oder in der Umgebung löst auch bei Ihnen positive Gefühle aus. Sie werden seelisch und geistig wachsen und reifen, sich ausgeglichen und gelassen fühlen.

## Gesundheit

- Fühle ich mich insgesamt fit und gesund? Oder fühle ich mich oft schlapp?
- Wie ernähre ich mich? Habe ich mich mit einem für mich passenden Ernährungsplan beschäftigt? Kaufe ich naturbelassene Lebensmittel ein? Wie kann ich mich gesünder ernähren?
- Ist mir mein Körper wichtig? Bin ich bereit, Geld und Zeit aufzuwenden, um meinen Körper optimal zu versorgen?[44]
- Finden sich bei mir gesundheitliche Risikofaktoren wie z. B. Übergewicht, Nikotinkonsum, Bewegungsmangel, beruflich bedingter Kontakt zu giftigen Substanzen? Was kann ich tun, um diese zu minimieren?
- Welche Krankheiten hatte ich bereits? Wie habe ich diese überwunden? Wie sieht mein aktueller Gesundheitszustand aus?
- Bewege ich mich ausreichend? Welche Sportarten mache ich oder welche möchte ich gern ausüben? Kenne ich Sportarten, die meiner Gesundheit förderlich sind?
- Wie ist mein Schlafverhalten? Ist mein Tag-Nacht-Rhythmus geregelt? Habe ich Schlafstörungen? Welche Gedanken treten immer wieder auf, wenn ich nachts nicht schlafen kann?
- Welche Erholungspausen gönne ich mir? Gibt es Techniken oder Aktivitäten in meinem Leben, die zu meiner Entspannung beitragen? Wenn nicht, was kann ich tun, um mich zu entspannen?

### Anmerkungen

Studien belegen: Sport und Bewegung erhöhen die Stresstoleranz, die Ausdauer und das allgemeine Wohlbefinden. Endorphine, Serotonin und andere Hormone werden vermehrt ausgeschüttet, die dann die Schmerzempfindlichkeit senken. Ausdauersport, der dem persönlichen Leistungsniveau angepasst ist, stimuliert über psychoneuroimmunologische Mechanismen die oben genannten Hormone, die ein Glücksgefühl auslösen – und das beeinflusst positiv den Körper und stärkt direkt das Immunsystem. Weiterhin fördert Sport die Durchblutung, trainiert die Elastizität von Muskeln und Gewebe, reduziert die Stresshormone, regt die Produktion von Killerzellen[45] und T- und B-Zellen[46] an, versorgt die Zellen mit Nährstoffen und steigert den Abtransport von Giften.[47] Die Liste der positiven Auswirkungen von leistungsangepasstem Sport könnte hier beliebig verlängert werden, die genannten Punkte unterstreichen aber schon eindeutig den Effekt, den Sport und Bewegung auf das körperliche Wohlbefinden haben.

Sollten Sie noch keine Sportart für sich gefunden haben, dann probieren Sie verschiedene Sportarten aus, und versuchen Sie, eine sportliche Betätigung in Ihr Leben zu integrieren. Ausdauersportarten wie Laufen, Schwimmen und Fahrradfahren können Sie unabhängig von festen Zeiten durchführen. Fernöstliche Bewegungstechniken wie Thai Chi, Qi Gong oder Yoga können unter Anleitung oder nach einer Einführung zu Hause durchgeführt werden. Wie bereits beschrieben, stimulieren und harmonisieren diese nach chinesischem und ayurvedischem Medizinverständnis darüber hinaus den Energiefluss im Körper. Was auch immer Sie aber für sich entdecken, versuchen Sie, regelmäßige Sport- und Bewegungseinheiten in Ihren Alltag einzubinden. Schon nach kurzer Anwendung werden Sie sich körperlich, geistig und seelisch ausgeglichener fühlen.

Finden Sie für sich eine Möglichkeit zur Entspannung. Bekannte klassisch-westliche Entspannungsmethoden, die im medizinischen Bereich vielfach angewendet werden, sind das autogene Training sowie die progressive Muskelentspannung nach dem amerikanischen Arzt Edmund Jacobson (1888–1983). Beide Methoden können innerhalb kürzester Zeit unter Anleitung oder autodidaktisch erlernt werden. Auch Meditationen werden im westlichen Kulturkreis zur Entspannung, zur Gesundheitsprophylaxe und zur Anregung der Selbstheilungskräfte eingesetzt. Eine Vielzahl von Studien belegen: Meditationen verändern die Hirnstruktur. In einer Studie, die die Gehirnaktivität von Probanden mittels Hirn-Scans vor Beginn einer Meditationspraxis und acht Wochen später untersuchte, zeigten sich folgende Veränderungen: An der Amygdala, einem Teil des limbischen Systems, die für die Verarbeitung von Angst und Stress zuständig ist, nahm die Dichte der grauen Substanz ab. Die graue Substanz ist ein Teil des Zentralnervensystems, die aus den Zellkörpern der Neuronen besteht. Gleichzeitig nahm die Dichte der grauen Substanz im Hippocampus und anderen Regionen, die für die Selbstwahrnehmung und das Mitgefühl zuständig sind, zu.[48] Laut Fadel Zeidan, Forscher an der Wake Forest University School of Medicine in Winston-Salem, fördern und verbessern Meditationen u. a. die Stimmungslage, die Gedächtnisleistung, die Konzentrationsfähigkeit und die kognitiven Fähigkeiten.[49] Meditationen verlangsamen zudem den Herzschlag, senken den Blutdruck und beeinflussen den Stoffwechsel. Darüber hinaus mildern sie Schmerzen.

Entspannung und Erholung können Sie aber nicht nur mit den oben genannten Methoden erleben. Alles, was Ihnen guttut, führt zur inneren Entspannung. Tun Sie, was Ihnen Spaß macht! Gehen Sie z. B. in die Sauna, genießen Sie abends ein Entspannungsbad mit Lavendel, oder wandern Sie. Naturerlebnisse, ein Spaziergang im Wald oder am Meer führen über die Aktivierung der Sinne zu einem tiefen Entspannungsgefühl. Wenn Sie möchten, können Sie diese Erfahrung mit einem achtsamen Gehen, einer Gehmeditation verbinden, indem Sie jeden Schritt bewusst ausführen (siehe S. 139). Es gibt viele Möglichkeiten, sich im Alltag Erholungsphasen zu gönnen und in einen entspannten Körper-Geist-Seelezustand zu gelangen.

Beim Thema »Gesundheit« ist es zudem wichtig, auch eine gesunde Ernährung zu berücksichtigen. Eine ungesunde Ernährung in Verbindung mit einer bewegungsarmen Lebensweise begünstigt nicht nur Stoffwechselerkrankungen wie Bluthochdruck und Diabetes mellitus Typ II, sondern erhöht auch das Krebsrisiko. Es existiert eine Vielzahl an Ernährungsrichtlinien. Je nach Medizinrichtung und Kultur – westlich, chinesisch, ayurvedisch, tibetisch – werden sehr unterschiedliche Lebensmittel mit jeweils anderen Schwerpunkten empfohlen. In der westlichen medizinischen Praxis wird zur Prävention und zur unterstützenden Behandlung bei onkologischen Erkrankungen gern auf die Empfehlungen des *World Cancer Research Fund* (WCRF) verwiesen. Diese basieren u. a. auf den Leitlinien der *Deutschen Gesellschaft für Ernährungsmedizin* (DGEM) und der *Europäischen Gesellschaft für Klinische Ernährung und Stoffwechsel* (ESPEN). Empfohlen wird eine ausgewogene Ernährung bestehend aus Gemüse, Obst, Vollkornprodukten und pflanzlichen Fetten. Fleisch sollte nur wenig verzehrt und auf Zucker, Weißmehlprodukte, Alkohol und Salz möglichst ganz verzichtet werden.[50] In vielen Pflanzen sind Substanzen enthalten, die gesund sind und zusätzlich der Entstehung von Krebs entgegenwirken. Diese Inhaltsstoffe wirken oft antibakteriell und antiviral, entzündungshemmend, abwehrstärkend, entgiftend und antioxidativ. Grundsätzlich fördern diese Ernährungsempfehlungen die Gesundheit, doch müssen sie individuell angepasst werden – insbesondere dann, wenn eine Erkrankung vorliegt. Um diese mit gesunder Nahrung unterstützend zu behandeln, können unterschiedliche Nahrungsmittelschwerpunkte nötig sein. Besprechen Sie die für Sie richtige Ernährung mit dem Arzt oder Therapeuten Ihres Vertrauens. Handelt es sich um einen Arzt oder Therapeuten, der die integrative Medizin praktiziert, wird er eine geeignete und gesundheitsfördernde Ernährung in das Therapiekonzept aufnehmen.

Welche Ernährungsrichtlinie Sie unabhängig von einer Krankheit für sich entdecken, ist ganz individuell. Vertrauen Sie hier auf Ihren gesunden Menschenverstand, und hören Sie auf Ihren Körper. Sie können nicht fehlen, wenn Sie ein paar einfache Regeln beachten:

- ✔ naturbelassene Nahrungsmittel bevorzugen,
- ✔ täglich mehrere Portionen Obst und Gemüse essen,
- ✔ Vollkornprodukte, vegetarische Brotaufstriche, Gewürze und frische Kräuter, Joghurt, Öle (gern Olivenöl), Nüsse und Saaten auf den Speiseplan setzen,
- ✔ Zucker und Weißmehlprodukte möglichst meiden,
- ✔ Fisch möglichst nur einmal pro Woche und Fleisch maximal zweimal pro Woche essen.[51]

Generell gilt: Alles, was die Natur liefert, bietet die beste Grundlage für einen gesunden Körper. Er wird Ihnen vorgeben, welche

Nahrungsmittel Ihnen guttun. Versuchen Sie es: Lassen Sie für drei Wochen Süßigkeiten, Kuchen, Weißmehlprodukte und Fast Food weg. Essen Sie Obst und Gemüse und – falls gewünscht – Vollkornbrot. Kochen Sie schonend, überwiegend vegetarisch, und trinken Sie Wasser, Tee und frisch gepresste Säfte. Sollten Sie sich vorher anders ernährt haben, werden Sie den Unterschied merken. Sie fühlen sich fitter, kräftiger und energiegeladener – und dieser Zustand wird sich positiv auf Ihre Stimmung auswirken und Ihre Abwehrkräfte stimulieren!

## Lachen und Dankbarkeit

Lachen und tiefe Dankbarkeit sind weitere kraftvolle Möglichkeiten, um Ihrer Seele und Ihrem Herzen Freude zu schenken.

### Lachen

Eine wichtige Botschaft, die Sie Ihrer Seele und Ihrem Herzen senden können, ist: »Ich bin glücklich!« Ein Lachen aus dem tiefsten Inneren heraus ist der unmittelbare Ausdruck des Glücks. Die Zuwendung und Umsetzung Ihrer Seelen- und Herzenswünsche geht einher mit einer Erhöhung der inneren Freude und Zufriedenheit – und diese sind wiederum Garanten für regelmäßiges und befreiendes Lachen. Lachen beglückt, denn es setzt Endorphine, die Glücksbotenstoffe, frei. Und es ist kostenlose Medizin! Ein Lachen entspannt, befreit von Stress und erhöht die Anzahl der T-Zellen im Immunsystem, die für die Infektabwehr zuständig sind. Lachen regt die Produktion von schmerzstillenden und entzündungshemmenden Stoffen im Blut an und reduziert die Schmerzempfindlichkeit. Bei jedem Lachen erweitern sich unsere Gefäße, die Durchblutung wird gefördert, der Stoffwechsel angeregt und die Produktion von Stresshormonen verringert. Zusätzlich vertieft sich unsere Atmung, wodurch sich das Zwerchfell bewegt und die inneren Organe, auch der Magen-Darm-Trakt, massiert werden. Das führt zu einer Förderung der Verdauung. Lachen wirkt sich außerdem regulierend auf den Blutdruck und den Herzrhythmus aus.[52] Und das Schönste: Nach einem Lachanfall stecken wir voller Energie!

In Indien glauben viele heilige Menschen, dass Lachen eine der höchsten Formen des spirituellen Weges ist. »Tiefe Weisheit beginnt mit einem Lachen«, sagte auch der englische Gelehrte Krishna Prem (1900–1965).[53] Lachen ist ansteckend und bringt uns in das Hier und Jetzt. Es hilft dabei, vom Gedanken in die Meditation überzugehen, denn in dem Moment, indem wir lachen, endet das planvolle Tun, und wir beginnen, einfach zu sein. Lachen schenkt uns Energie und Vitalität.

Für Menschen, die eher introvertiert sind oder sich in einer schwierigen Lebenssituation befinden, in der ein Lachen kaum vorstellbar ist, gibt es gute Neuigkeiten: Wissenschaftliche Studien haben gezeigt, dass sich ein künstliches Lächeln ebenfalls physisch und mental positiv auswirkt. Sind Sie also ernst und sorgenvoll, hilft es bereits, die Mundwinkel hochzuziehen, um ein unechtes Lächeln zu simulieren. Eine Minderung der Anspannung ist die Folge.[54]

Eine wunderschöne Alternative bietet das Lachyoga. Der indische Arzt Dr. Madan Kataria beschäftigte sich mit den gesundheitlichen Auswirkungen des Lachens und fand heraus, dass Lachen die Seele, den Geist und den Körper unterstützt und sie in Einklang bringt. Um vielen Menschen einen einfachen Zugang zum Lachen zu ermöglichen, entwickelte er gemeinsam mit seiner Frau das Lachyoga. Bei diesem werden Atem-, Dehn- und Klatschübungen mit Pantomime verbunden. Im Lachyoga lernt man, ohne Anlass zu lachen.[55] In vielen deutschen Städten gibt es inzwischen Lachyoga-Gruppen. Versuchen Sie es – es funktioniert! Sie werden lachen! Eventuell entdecken Sie Ihre Leidenschaft im Lachyoga. Oder Sie überbrücken mit Lachyoga die Zeit, bis die von Ihnen eingeleiteten Veränderungen in Ihrem Leben die erhofften Erfolge in Form von innerer Zufriedenheit und Freude zeigen.

## Dankbarkeit

Tiefe, ehrliche Dankbarkeit führt zu einem erfüllten, glücklichen und gesunden Leben. Gefühle der Dankbarkeit setzen Endorphine frei, unser Immunsystem wird gestärkt und Heilungsvorgänge werden eingeleitet. Robert Emmons, Professor für Psychologie an der University of California, ist fest davon überzeugt, dass dankbare Menschen weniger nachtragend und neidisch sind und mehr Sport treiben. Seiner Ansicht nach sind sie optimistischer, gehen liebevoller mit sich selbst um und schlafen im Vergleich zu weniger dankbaren Menschen länger. Je dankbarer Sie also sind, desto mehr Gutes wird Ihnen widerfahren. Hier wirkt das Gesetz der Anziehung und Resonanz.

Im Kapitel »Energie« (siehe S. 38ff) habe ich bereits beschrieben, dass unser Universum aus Energiewellen besteht, alles miteinander in einem großen Feld verbunden ist und sich jeder unserer Gedanken unmittelbar auf unsere Umgebung und unsere Mitmenschen auswirkt. Alles ist Energie – auch Gedanken sind Energie, womit sie die physische Realität verändern können. Mit unseren Gedanken formen wir die Welt. Und nach dem Gesetz der Resonanz ziehen wir genau die Energie an, die wir aussenden. Schicken wir positive, dankbare Gedanken hinaus in die Welt, können nur positive Ereignisse die Folge sein. Spüren wir echte, tiefe Dankbarkeit, sind schwierige Situationen leichter zu ertragen, und wir erleben uns als handlungsfähig. Energie wird freigesetzt und wir erkennen Möglichkeiten zur Veränderung.

Dankbarkeit ist eine Einstellung, nicht ein Ergebnis dessen, was Sie erleben und was Ihnen widerfährt. Ihre innere Haltung entscheidet, ob Sie Ihren Lebensweg freud- oder leidvoll gehen. Sie können die Art, wie Sie denken, verändern. Dankbarkeit bedeutet, Ja zum jetzigen Augenblick zu sagen und sich zu öffnen für das, was in diesem Moment ist.[56] Es gibt täglich unzählige Gelegenheiten, dankbar zu sein, z. B. für ein warmes Bett, gutes Essen, Frieden im eigenen Land, eine gute Arbeitsstelle, die eigene Familie, gute Freunde oder ein uns geschenktes Lächeln.

Das bedeutet natürlich nicht, dass Sie sich nichts wünschen dürfen. Das Leben liebt Wünsche und erfüllt sie gern, auch den Wunsch nach Heilung. Also wünschen Sie sich alles, was Sie möchten, doch dann lassen Sie Ihre Wünsche wieder los und seien Sie dankbar für das, was bereits ist – und genießen Sie die Gegenwart.

# ÜBUNG

*Seien Sie dankbar! Dankbarkeit ist ein Schlüssel zur Selbstliebe und zu Glück. Wer dankbar für die alltäglichen Dinge des Lebens ist, empfindet positive Emotionen. Dankbarkeit verändert die Sichtweise auf das Leben, da der Fokus auf der Fülle liegt. Führen Sie ein Dankbarkeitstagebuch, in das Sie täglich mehrere Dinge, Ereignisse und Gegebenheiten notieren, für die Sie dankbar sind. Nach einiger Zeit werden Sie sich gelassener und friedlicher fühlen, weil Sie Ihren Blickwinkel verändert haben. Anstatt sich zu beschweren, was Sie alles nicht haben oder können oder was andere Menschen zu Ihrem Nachteil tun, fokussieren Sie sich auf die Fülle, die Sie jetzt schon umgibt. Betrachten Sie die positiven Seiten des Lebens, die positiven Aspekte anderer Menschen und auch die positiven Seiten einer Erkrankung.*

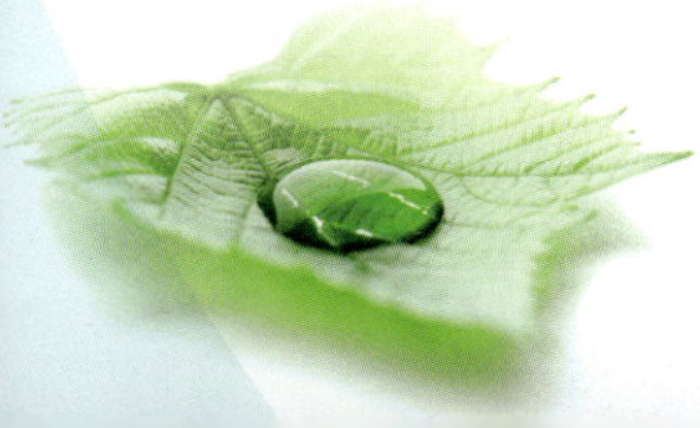

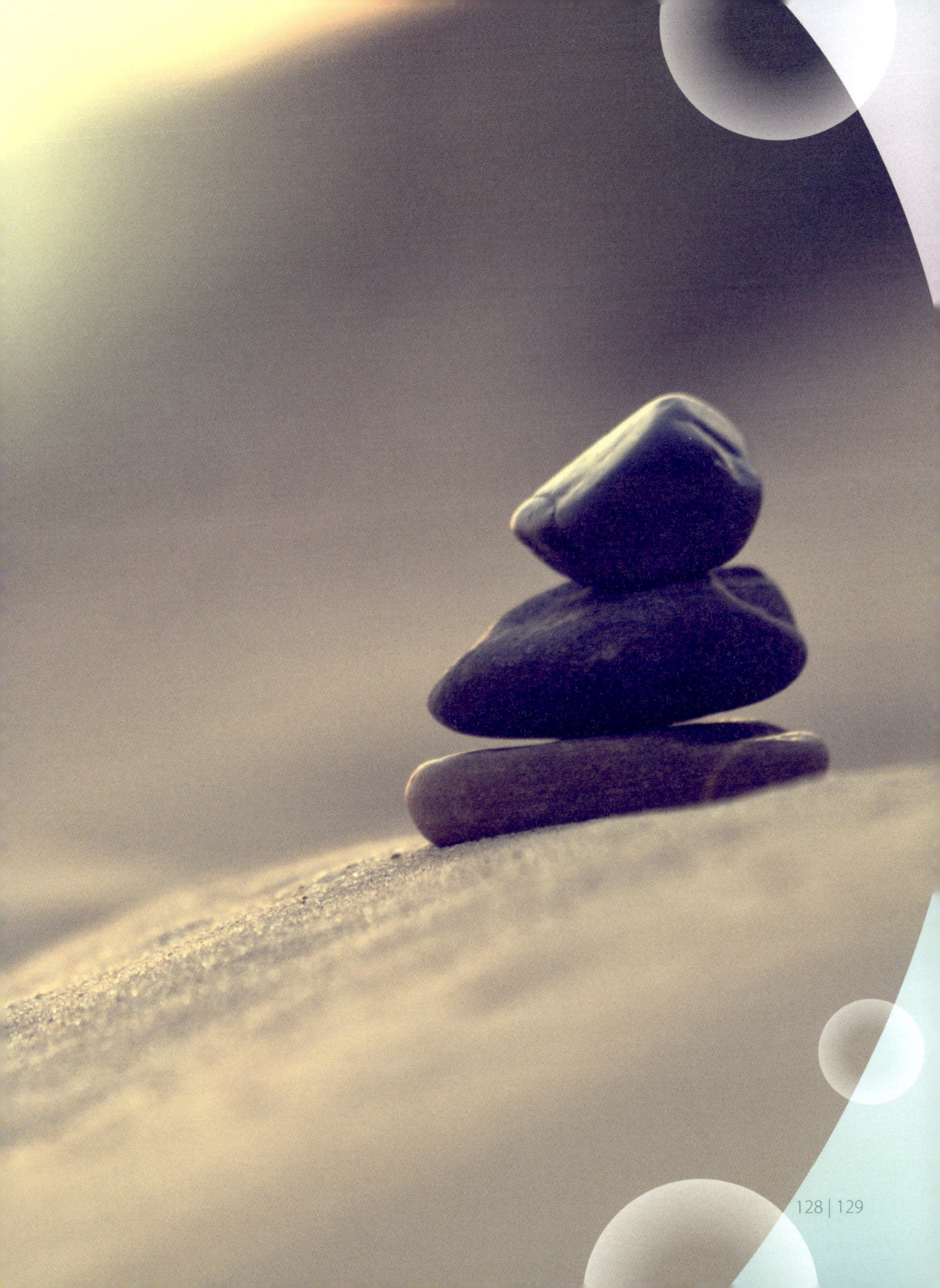

# Aktivierung der Selbstheilungskräfte

Jeder verfügt über einen inneren Heiler – und diesen zu wecken, ist das Ziel jeglicher Art von Medizin. Besonders wirksam ist eine kombinierte körperliche, geistige und seelische Aktivierung der Selbstheilungskräfte. Dadurch geschieht automatisch eine Hinwendung zur Ganzheit, und alle zur Verfügung stehenden Ansätze zur Heilung werden genutzt.

Eine Heilung muss aber nicht zwangsläufig durch eine bekannte Therapie oder Methode ausgelöst oder unterstützt werden. Wie bereits ausführlich beschrieben, geschieht Heilung u. a. auch durch echte Selbstliebe, Liebe, Vergebung, Hingabe, Loslassen und Dankbarkeit, durch die Erfüllung der Seelen- und Herzenswünsche und die dadurch empfundene Freude. Dafür kann die Einleitung einer eventuell seit Langem nötigen beruflichen Veränderung, die Ausrichtung des sozialen Umfeldes auf liebevolle, hingebungsvolle und vorurteilsfreie Begegnungen oder eine Bereinigung der bestehenden Beziehungen voller Dankbarkeit erforderlich sein. Eine Hinwendung zu spirituellen Themen kann ebenfalls eine Heilung unterstützen. Auch kann eine Heilung bereits durch eine selbstbestimmte Auswahl der Therapieoptionen und die bewusste Entscheidung, die westliche Medizin durch komplementärmedizinische Methoden, Heilrituale o. a. zu unterstützen, einsetzen. All diese Veränderungen bedeuten eine Veränderung des Lebensstils und damit nichts anderes als ein Hören auf die Seele und das Herz.

Zu Beginn einer solchen Lebensveränderung, einer Umorientierung im Leben, ist es hilfreich, einfache Fragen wie die unten stehenden intuitiv und spontan zu beantworten. Sie werden so unter Umständen die seelisch-geistigen Ursachen Ihrer Krankheit, die nötigen Schritte zur Veränderung und das Aktivierungspotenzial Ihrer Selbstheilungskräfte erkennen.

## Fragen zum Hintergrund Ihrer Erkrankung

- Was fehlt Ihnen in Ihrem Leben?
- Was lässt Sie leiden? Was macht Sie im wahrsten Sinne des Wortes krank?
- Wer möchten Sie sein? Was möchten Sie tun? Wer möchten Sie nicht sein? Was möchten Sie nicht tun?
- Was macht Ihnen Freude? Was brauchen Sie, damit Sie glücklich sind?
- Wonach sehnen Sie sich im Tiefsten Ihres Herzens und Ihrer Seele?
- Was denken Sie: Was benötigen Sie, um gesund zu werden? Was kann Sie heilen?[57]

## Fragen zu Ihrem Leben

- Was trägt zu Ihrer Entspannung bei? Gönnen Sie sich auch im Alltag regelmäßige Ruhe- und Entspannungsphasen?
- Welches Hobby macht Ihnen Freude? Haben Sie eine Lieblingssportart? Singen, tanzen, musizieren oder malen Sie?
- Welche zwischenmenschlichen Beziehungen stärken und welche belasten Sie?
- Fühlen Sie sich in Ihrem Leben, in Ihren Beziehungen oder in einem sinnhaften oder spirituellen Zusammenhang aufgehoben?

- Wie ernähren Sie sich? Welche Nahrung stärkt Sie und welche schwächt Sie? Wissen Sie, welche Ihrer Lieblingsgerichte und Lebensmittel gesund sind?
- Haben Sie einen ausgeglichenen Tag-Nacht-Rhythmus? Wie viel Schlaf benötigen Sie?
- Wie gehen Sie mit Stress um? Gibt es Möglichkeiten zum Erlernen einer positiven Stressbewältigung? Was können Sie im Alltag tun, um weniger Stress zu erleben und zu empfinden?
- Üben Sie den Beruf aus, in dem Sie sich wohlfühlen? Oder haben Sie einen beruflichen Traum, den Sie verwirklichen möchten?
- Sind Sie der Ansicht, dass Sie Ihr Leben selbst gestalten können?
- Fühlen Sie schnell, wenn Sie krank werden? Wissen Sie, was Ihnen hilft, um eine einfache akute Erkrankung gut zu überwinden?
- Glauben Sie an bzw. vertrauen Sie auf eine höhere Kraft, die Sie vor Krankheiten schützt?

Im Folgenden finden Sie Tipps, wie Sie Ihre Selbstheilungskräfte auf körperlicher, geistiger und seelischer Ebene anregen können. Es ist jedoch sinnvoll, gemeinsam mit Ihrem Arzt bzw. Therapeuten, der Sie während der Erkrankung begleitet, die Aktivitäten und Therapien zur Anregung der Selbstheilung zu besprechen und abzustimmen. Vielleicht entdecken Sie oder Ihr Arzt bzw. Therapeut eine ganz eigene und individuelle Art, Ihre Selbstheilungskräfte zu aktivieren.

## Körper

### Fit durch Bewegung

Bewegung wirkt sich in vielfältiger Hinsicht positiv auf den Körper aus und hilft, aktiv die Selbstheilungskräfte anzuregen. Walken oder laufen Sie! Beim Nordic Walking oder Laufen werden Sie die Energie, die Ihren Körper durchströmt, intensiv wahrnehmen. Für einen gesunden Einstieg in das Nordic Walking oder Laufen können Sie einen Kurs absolvieren, sich geeignete Literatur besorgen oder sich im Internet informieren. So stellen Sie sicher, dass Sie Ihrem Leistungsstand angemessen trainieren.

Innere Balance und Ausgeglichenheit, Beweglichkeit und Schmerzfreiheit bzw. Schmerzreduktion können durch eine Kombination aus Laufen, Dehnung und Kräftigung erreicht werden.[58] Zur Ergänzung der aktiven Betätigung sind deswegen regelmäßige Dehn- und Kräftigungsübungen sinnvoll. Verspannte Muskeln entstehen durch eine innere und äußere Anspannung. Schmerzen in diesem Bereich haben also sowohl eine körperliche als auch eine seelische Komponente. Gezieltes Krafttraining, eine Dehnung der Muskulatur sowie krankengymnastische Übungen helfen bei vielen Schmerzzuständen und Erkrankungen des Bewegungsapparates. Zusätzlich aktivieren sie die Produktion von Immunzellen. Lassen Sie sich am besten unter professioneller – bevorzugt physiotherapeutischer – Anleitung Übungen zur Eigenanwendung zeigen.

## Östliche Bewegungstherapien

Qi Gong, Tai Chi und Yoga sind Bestandteile der chinesischen und ayurvedischen Medizin und können zur Gesundheitsprophylaxe und begleitend bei Erkrankungen als Bewegungs- und Energietherapien eingesetzt werden. Ziel aller Qi-Gong- und Tai-Chi-Übungen ist es, eine Harmonisierung, Ordnung und Anregung des Qi-Flusses, also des Energieflusses, zu erreichen. Die östlichen Bewegungstherapien beruhigen den Geist, wirken entspannend und meditativ. Der Körper wird in einen Entspannungsmodus versetzt, wodurch die Aktivierung der Selbstregulationsmechanismen unterstützt wird. Darüber hinaus wird die Selbstwahrnehmung und Selbstachtung gefördert.

Yoga gibt es bereits seit 5000 Jahren. Es entstand in Indien und hatte ursprünglich das Ziel, eine Verbindung zum Universum herzustellen. Im Zentrum des Yoga steht das Prana, die universelle lebensspendende Energie. Alle Yogastellungen, die sogenannten Asanas, verfolgen das Ziel, das Prana fließen zu lassen und die Energie des Körpers freizusetzen, um spirituelles Bewusstsein zu erlangen. Ebenso wie beim Qi Gong und Tai Chi ist beim Yoga die Vorstellung einer frei fließenden Energie im Körper die Voraussetzung für Gesundheit. Eine regelmäßige Anwendung von Yoga führt zu körperlichem und seelischem Wohlbefinden und kann bei vielfältigen Erkrankungen unterstützend zur Heilung beitragen.[59] Es wirkt entspannungsfördernd, stressreduzierend, gleichzeitig aber auch kräftigend auf die Muskulatur und anregend auf die Selbstheilungskräfte.

In den letzten zwei Jahrzehnten erfuhren Qi Gong, Tai Chi und Yoga auch im Westen eine zunehmende Verbreitung und hielten

Einzug in die Medizin. In der integrativen Medizin sowie in der bereits erwähnten Mind-Body-Medizin sind sie heute eine Selbstverständlichkeit und ein integraler Bestandteil des Behandlungskonzeptes. Es gibt inzwischen in allen deutschen Städten vielfältige Angebote zum Erlernen von Qi Gong, Tai Chi oder Yoga. Führen Sie einen angeleiteten Kurs durch, und wenden Sie dann die Bewegungsabläufe auch zu Hause regelmäßig an.

## Westliche Entspannungsverfahren

Progressive Muskelentspannung nach Jacobson und autogenes Training sind westliche Entspannungsverfahren, die vielfach eingesetzt werden. Die progressive Muskelentspannung löst durch die aktive An- und Entspannung von Muskelgruppen eine geistige und körperliche Entspannung aus. Sie ist schnell zu erlernen und lässt sich nahezu überall anwenden. Autogenes Training wirkt über Autosuggestionen. Körper, Geist und Seele stehen dabei in enger Verbindung, und die Veränderung innerhalb eines Teilbereichs wirkt entspannend auf die anderen Bereiche. Der Blutdruck und die Herz- und Atemfrequenz werden gesenkt, die Selbstwahrnehmung gefördert und der Schlaf verbessert. Und: Beide Verfahren wirken stressreduzierend und helfen so, die Selbstheilungskräfte anzuregen! Zum Erlernen der beiden Entspannungsverfahren können Sie Kurse besuchen, die inzwischen von vielen Kranken- und Gesundheitskassen bezahlt werden. Sie können aber auch einer auf CD aufgenommenen Anleitung folgen.

## Meditation für Körper, Geist und Seele

Meditieren Sie. Eine Meditation unterstützt die Aktivierung der Selbstheilungskräfte auf körperlicher, geistiger und seelischer Ebene und ist eine der effektivsten Methoden, um Stress abzubauen und in einen Entspannungszustand zu gelangen. Während einer Meditation erhöht sich die Produktion der Immunzellen, die Abwehr wird also deutlich gestärkt. Das regelmäßige Durchführen von Meditationen stellt ein wichtiges Element bei der Heilung und Gesunderhaltung dar.

Das Wort »Meditation« bedeutet Versenkung, Nachsinnen, Nachdenken. In der Meditation geht es darum, die Aufmerksamkeit auf den gegenwärtigen Moment zu lenken und die Gedanken zur Ruhe zu bringen. Die Aufmerksamkeit z. B. bewusst auf den Atem zu richten und wahrzunehmen, wie er durch den ganzen Körper strömt, wirkt tief entspannend. Die Gehirnwellen gehen in einen meditativen Zustand über, der sich im Alpha-Wellen-Bereich befindet. So ähnelt der Zustand in der Meditation zwar dem Tiefschlaf, der Geist bleibt aber wach.

Studien belegen, dass Meditationen gelassen machen und konzentrationsfördernd wirken. Meditationen und Gebete bewirken aber auch eine Veränderung des Organismus und können seelisch-geistige Neuprogrammierungsprozesse unterstützen, durch die sich das Gehirn verändert. Es ist nachgewiesen, dass sich jene Hirnregionen verändern, die für die kognitive und emotionale Verarbeitung zuständig sind, also auch für die Selbstwahrnehmung und das Mitgefühl.

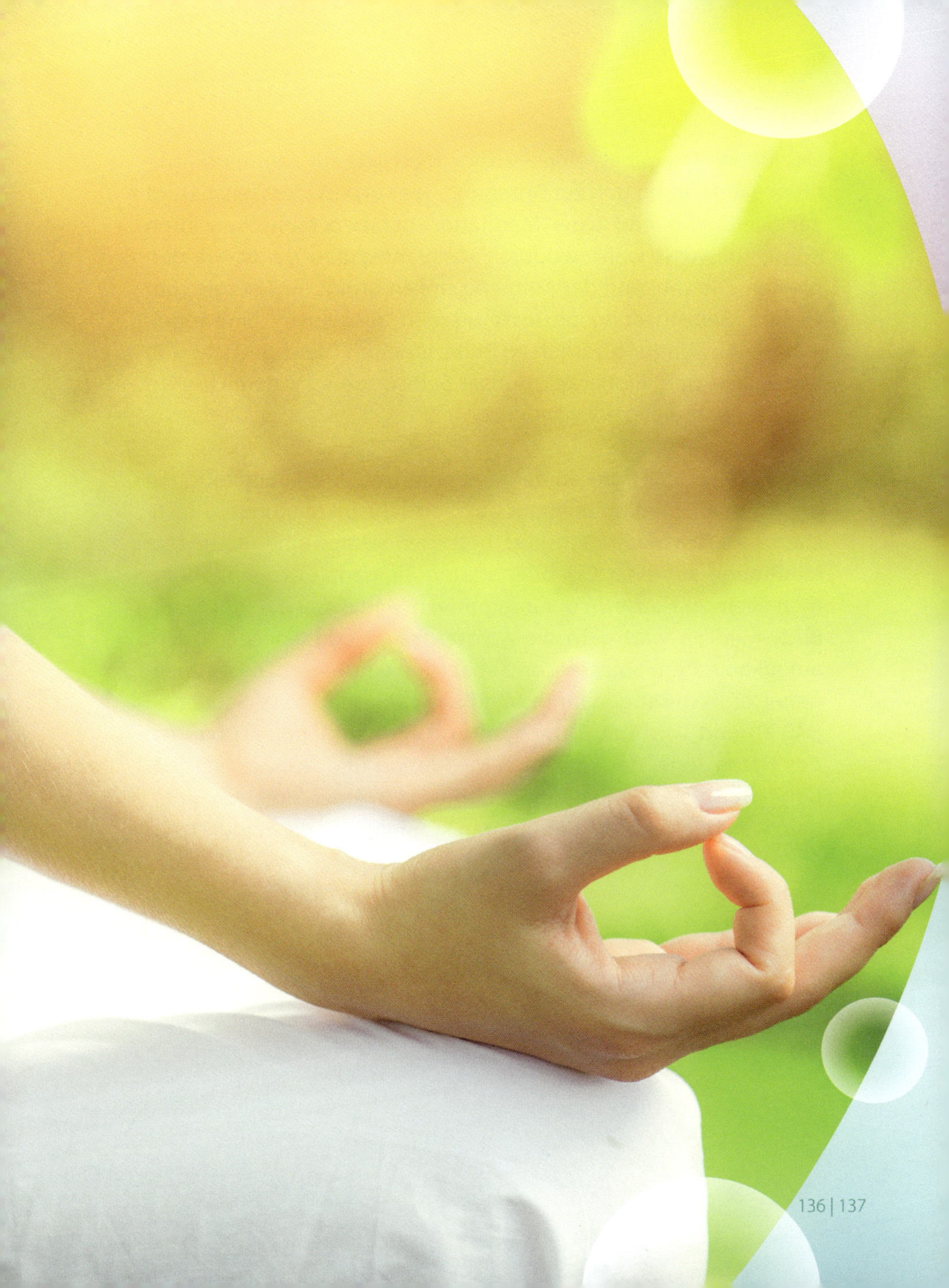

Das Meditieren gilt als eine wichtige Methode zur Sammlung spiritueller Erfahrung und zur Anregung des Körpers, des Geistes und der Seele. Während einer Meditation nehmen Menschen ihren Körper bewusst wahr, wodurch Verspannungen gelöst werden können. Die Lenkung der Aufmerksamkeit bringt die Energie zum Fließen. Selbstheilungsprozesse werden ausgelöst.[60] Eine regelmäßige Anwendung verhilft zu Ruhe, innerem Gleichgewicht und ermöglicht tiefe Einblicke in unser Selbst, um so innere Quellen von großer Kraft zu erschließen.

Es gibt zahlreiche Formen der Meditation, auch Heilmeditationen und spezielle Meditationen für onkologische Erkrankungen. Besuchen Sie einen Meditationskurs, besorgen Sie sich eine angeleitete Meditation auf einer CD, oder starten Sie ganz unvoreingenommen allein zu Hause. In der integrativen Medizin und in der Mind-Body-Medizin wird gern die Achtsamkeitsmeditation nach dem amerikanischen Professor Jon Kabat-Zinn eingesetzt. Diese ist eingebettet in die sogenannte Mindfulness-Based Stress Reduction (MBSR) und wird mit Elementen und Aufmerksamkeitsübungen des Hatha Yoga, der Vipassana-Meditation und des Zen verbunden.[61] Beispiele für Meditationen, die Sie in jeder Situation innerhalb weniger Minuten durchführen können, sind die Folgenden.

## AUFMERKSAMKEITSMEDITATION

*Schließen Sie die Augen, und richten Sie Ihre Aufmerksamkeit auf den Körper. Wandern Sie nun mit der Aufmerksamkeit von Ihrem Kopf bis zu den Füßen und wieder zurück. Nehmen Sie die Perspektive eines Beobachters ein. Bleiben Sie bei der Beobachtung Ihres Körpers. Wenn Ihre Gedanken zu anderen Themen wandern, halten Sie kurz inne, und kehren Sie einfach ruhig wieder zum zuletzt wahrgenommenen Körperteil zurück. Sind Sie wieder beim Kopf angekommen, atmen Sie tief ein und aus, dann öffnen Sie die Augen.*

## GEHMEDITATION

*Gehen Sie hinaus in die Natur, in einen Park oder in Ihren Garten, und suchen Sie sich eine Strecke, die Sie abschreiten können. Gehen Sie jeden Schritt bewusst. Nehmen Sie das Aufsetzen Ihrer Füße auf dem Boden wahr, und spüren Sie die Bodenbeschaffenheit. Begleiten Sie jeden Schritt gedanklich mit den Worten: rechts, links, rechts, links usw. Seien Sie ganz gegenwärtig, seien Sie im Augenblick. Nur das Gehen zählt. Das Ziel ist unwichtig. Zur Beendigung der Gehmeditation bleiben Sie stehen, schließen kurz die Augen und atmen tief ein und aus. Danach öffnen Sie wieder die Augen.*

## Geist

### Heilende Gedanken

Heilende Gedanken, sogenannte positive Affirmationen, bzw. Mantras sind in tiefer Zuversicht gesprochene, gedachte oder gelesene Formeln. Sie nutzen die Kraft des Geistes, um unser Ego vorübergehend auszuschalten und uns zu entspannen. Zugleich sind sie Autosuggestionen, die unser Unterbewusstsein auf Heilung programmieren.

Sie können von erfahrenen Ärzten bzw. Therapeuten vorgestellte Sätze verwenden, oder Sie gestalten sich Ihre ganz eigenen Affirmationen. Diese wiederholen Sie dann immer wieder. Am besten denken Sie den von Ihnen gewählten Satz dreimal täglich mit vielen Wiederholungen. Wichtig ist, die Affirmationen in einem ruhigen und entspannten Zustand auszusprechen. Suchen Sie sich einen Ort, an dem Sie ungestört sind. Setzen oder legen Sie sich hin, und atmen Sie mehrmals tief ein und aus. Spüren Sie, wie Ihr Atem den Körper durchströmt, und werden Sie dadurch innerlich ruhig. Dann beginnen Sie mit dem Aussprechen oder Denken des gewählten Satzes bzw. der gewählten Sätze. Durch die häufige Wiederholung gelangen Sie in einen meditativen Zustand, der sich zusätzlich auf den inneren Entspannungszustand auswirkt. Bekannte, oft angewandte positive Sätze lauten:

»Mir geht es von Tag zu Tag immer besser.«

»Ich bitte um Heilung für meinen Körper. Ich bitte um ein gesundes, erfülltes und glückliches Leben.«

»Heute öffne ich mein Herz der Liebe. Sie heilt meine Seele, meinen Geist und diese meinen Körper. Alles ist gut. Ich bin gesund.«

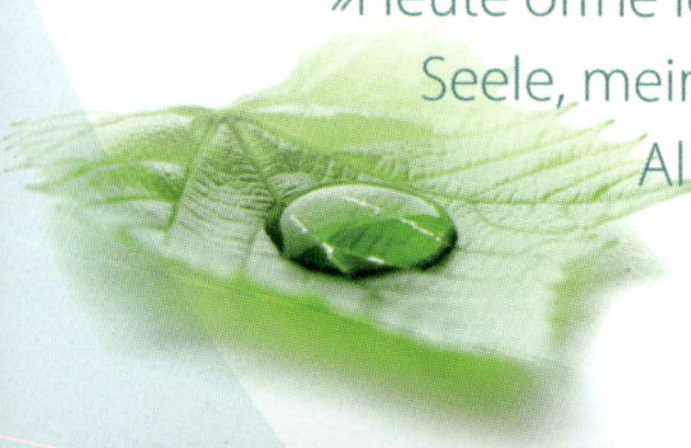

## Heilsame Imagination

Eine Imagination, auch Visualisierung oder das Sehen innerer Fantasiebilder genannt, ist eine weitere Möglichkeit, um über den Geist eine Heilung einzuleiten. Seit Jahrhunderten gibt es in verschiedenen Kulturkreisen ein Wissen um die Heilkraft innerer Bilder. Durch sie kommen wir in Kontakt mit der Seele und mit dem Unterbewusstsein. Mithilfe einer Imagination können Sie Situationen, Personen, Krankheiten und eine Heilung als Bilder in Ihrem Geist erleben und so die dazugehörigen Gefühle intensiv wahrnehmen. Die inneren Bilder können natürlich gemäß unseren Wünschen modifiziert werden, was einen positiven Effekt auf unser Denken ausübt. Unser Gehirn verändert sich durch Geschichten, die wir uns erzählen und für wahr halten, und durch Bilder, die wir uns vorstellen und an die wir glauben.[62]

Eine Imagination sollte in einem Zustand der Entspannung geschehen, in dem Sie sich sowohl geistig als auch körperlich von der Realität lösen. Wie auch bei der Meditation (siehe S. 136) wird durch die Imagination das Gehirn in den Alpha-Zustand versetzt, der einem tiefen Entspannungszustand entspricht. Während der Imagination bewegen Sie sich geistig vollkommen frei in Ihren visualisierten Bildern und können Ihrer Intuition freien Lauf lassen. Mit Ihren inneren Bildern haben Sie die Möglichkeit, in sich eine »reale« Welt zu erschaffen, um dort den von Ihnen gewünschten Seins-Zustand herbeizuführen. Diesem geben Sie sich dann liebevoll hin und verschmelzen mit ihm gedanklich und bildlich.

Es existieren zahlreiche heilsame Imaginationsmöglichkeiten. Zum Erlernen einer Imagination oder einer Fantasiereise können Sie professionelle Hilfe in Anspruch nehmen. Viele Psychologen bieten Imaginationskurse an. Sie können aber auch kreativ Ihre ganz eigene Imagination erfinden oder sich von Imaginationen auf einer CD führen lassen.

Generell sollten Sie sich für eine Imagination an einen ruhigen Ort begeben. Legen Sie sich entspannt hin, atmen Sie tief ein und aus, und fühlen Sie, wie der Atem Ihren gesamten Körper durchströmt. Sie werden innerlich ganz ruhig. Lächeln Sie sich selbst zu, und spüren Sie Liebe im Inneren. Nun stellen Sie sich Bilder vor Ihrem inneren Auge vor. Im Folgenden finden Sie einige Inspirationen, die Sie während Ihrer Imagination zu einer Geschichte ausweiten können:

## 1. STELLEN SIE SICH BILDLICH …

*… den Sitz Ihrer Erkrankung vor. Begeben Sie sich liebevoll zu Ihrer Erkrankung, und atmen Sie tief in Ihre Erkrankung, den Schmerz oder die Verspannung hinein. Streicheln Sie mit dem Atem und Ihren Händen die Erkrankung. Stellen Sie sich vor, wie Sie die Krankheit vorsichtig in Form von einzelnen Fäden aus Ihrem Körper herausziehen, diese zu einem Knäuel aufwickeln und entsorgen oder weit von sich schleudern.*[63]

## 2. STELLEN SIE SICH BILDLICH …

*… vor, wie stark und weise Ihr Körper ist und dass der gesunde Anteil in Ihrem Körper überwiegt. Sehen Sie, wie schwach die Erkrankung bzw. der Tumor ist und wie leicht sich die Erkrankung bzw. der Tumor aus dem Körper entfernen lässt.*

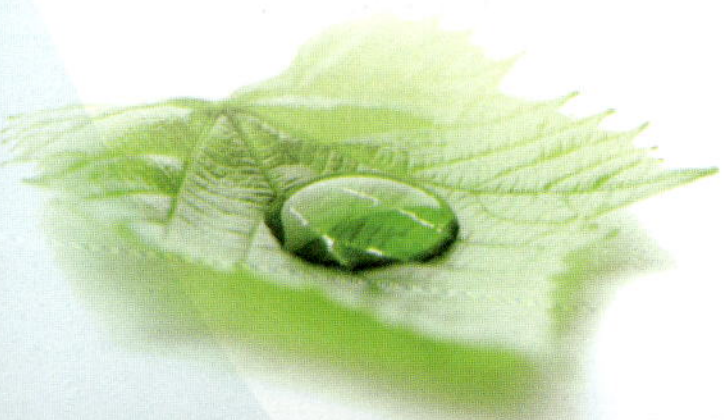

## 3. STELLEN SIE SICH BILDLICH…

*… vor, wie der Tumor täglich schrumpft, oder suchen sich in Ihren Bildern Helfer, die Sie bei der »Abtragung« des Tumors unterstützen.*

## 4. STELLEN SIE SICH BEI RÜCKENSCHMERZEN …

*… bildlich vor, wie Sie fröhlich und unbeschwert, frei beweglich und ohne Schmerzen Sport treiben. Fühlen Sie, wie sich Ihr Körper wohlfühlt und wie Sie diese freien Bewegungen genießen. Ihr Rücken ist warm, geschmeidig, beweglich. Erzeugen Sie ein Gefühl der Unbeschwertheit in sich!*

## 5. STELLEN SIE SICH BILDLICH …

*… einen Zustand vollkommener Gesundheit vor. Sehen Sie Ihre Gesundheit im Hier und Jetzt, als Teil der Gegenwart. Stellen Sie sich vor Ihrem inneren Auge vor, wie Sie gesund aussehen und was Sie in dem gesunden Zustand unternehmen. Denken Sie: »Ich bin gesund!« Fühlen Sie den gesunden Zustand Ihres Körpers, Ihres Geistes und Ihrer Seele. Erleben Sie intensiv, wie sich Ihr Körper vollkommen gesund anfühlt oder wie Ihre Erkrankung den Körper verlässt. Spüren Sie die Veränderung, die in Ihnen geschieht mit allen Sinnen.*

Bei der Imagination bzw. Visualisierung sind vor allem zwei Komponenten wichtig: das Vorstellen und das Fühlen des gesunden Zustandes. Ist die Imagination beendet, bedanken Sie sich, und lassen Sie die inneren Bilder in tiefem Vertrauen los. Kraftvoll unterstützt werden die heilenden Gedanken und Imaginationen, indem Sie sich – soweit es Ihre Erkrankung zulässt – auch im Alltag so verhalten, als wären Sie bereits gesund.

## Seele

Erkennen Sie sich selbst! Ein Leben gemäß der inneren Wahrheit, das Erkennen und Erfüllen der Seelen- und Herzenswünsche sowie Liebe, Verbundenheit, Vergebung, Hingabe und Loslassen sind die Voraussetzung für Gesundheit und Wohlbefinden. Wenn Sie Ihren Weg gehen, beruflich wie privat, werden Sie Freude, Glück und Zufriedenheit, innere Gelassenheit und Entspannung erleben. Dadurch reduzieren sich Stresshormone, Immunzellen werden vermehrt produziert und Glückshormone ausgeschüttet. Das Immunsystem wird gestärkt. Dann befinden Sie sich bereits auf dem Weg der Heilung.

### Liste zum Erkennen der Seelen- und Herzenswünsche

Erstellen Sie eine Liste zu den bereits vorgestellten vier Lebensbereichen (siehe S. 109): 1. Familie, soziale Netzwerke und Umfeld, 2. Beruf und finanzielle Sicherheit, 3. Sinn und Kultur 4. Gesundheit. Spezifizieren Sie in der ersten Spalte den Lebensbereich, und notieren Sie in der zweiten Spalte den Ist-Zustand. Lassen Sie nun eine Spalte frei, und schreiben Sie in die vierte Spalte Ihren Wunschzustand und daneben Möglichkeiten, wie Sie diesen erreichen können. Sie erhalten einen guten Überblick über anstehende, notwendige Veränderungen und können sich auf Ihre Ressourcen und die Umsetzung des Wunschzustandes konzentrieren. Setzen Sie im Anschluss in die freie Spalte zu jedem Ist-Zustand ein Symbol: ein lachendes, ein ausgeglichenes oder ein unzufriedenes Smiley. Diese Symbole stehen für Ihren inneren Zufriedenheitszustand und helfen, die Prioritäten bei der anstehenden Umsetzung klar zu setzen – ein trauriges Smiley bedarf dringender einer Umsetzung als ein ausgeglichenes. Sie zeigen aber auch, welche Le-

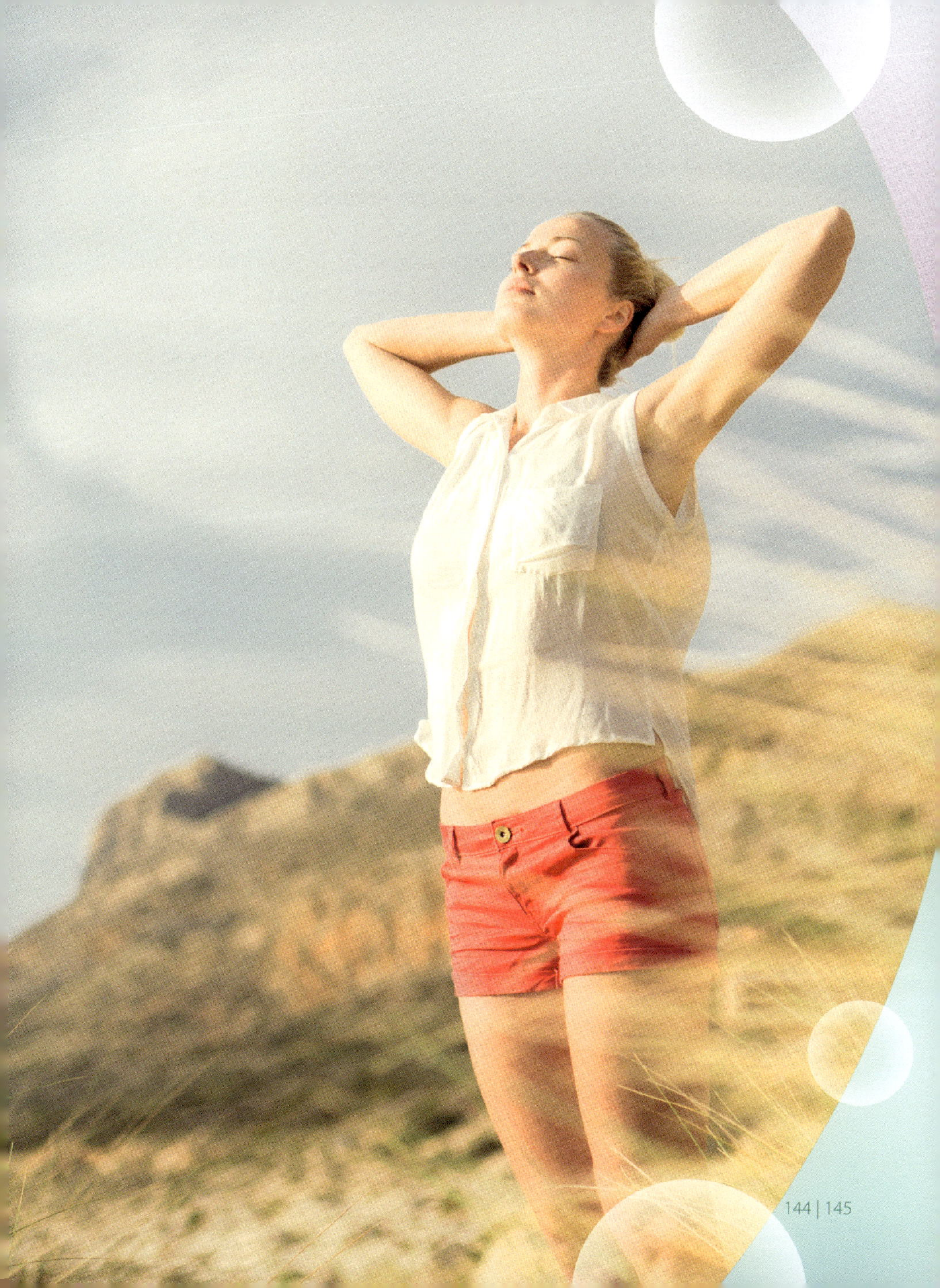

bensbereiche bereits zur Freude und Zufriedenheit gelöst bzw. in welchen schon positive Akzente gesetzt wurden.

Im Folgenden finden Sie eine Beispielübersicht. Sie dient einzig zur Veranschaulichung. Ihre eigene Liste sollten Sie ganz individuell, ausführlich und sehr präzise gestalten, um einen aussagekräftigen Überblick über Ihre Seelen- und Herzenswünschen zu erhalten.

| **Familie, soziale Netzwerke und Umfeld** | | | | |
| --- | --- | --- | --- | --- |
| | **Ist-Zustand** | **Inneres Befin-den** | **Wunschzustand** | **Möglichkeiten zur Erreichung des Wunschzustandes** |
| Partner-schaft/ Sexua-lität | kein fester Partner |  | eine glückliche Partnerschaft | mehr soziale Kontakte pflegen, ein neues Hobby suchen (um dort neue Bekanntschaften zu ma-chen), Kontaktanzeigen lesen, Dating-Apps oder eine Partnervermittlung nutzen |
| Kinder | keine Kinder |  | in den nächsten fünf Jahren eine Familie mit Kin-dern gründen | einen Partner finden, der sich ebenfalls Kinder wünscht |
| Freunde/ Bekannte | großer Bekann-tenkreis und viele Freunde, jedoch wenig tatsächlicher Kontakt |  | die Wiederbele-bung positiver und geistig berei-chernder Kontakte, die Klärung von Beziehungen | Freunde anrufen, sie einladen oder mit ihnen gemeinsam Aktivitäten planen, Freunde besuchen |

| Beruf/finanzielle Sicherheit | | | | |
|---|---|---|---|---|
| | **Ist-Zustand** | **Inneres Befinden** | **Wunschzustand** | **Möglichkeiten zur Erreichung des Wunschzustandes** |
| Karriere | zufrieden mit dem beruflichen Alltag, aber seit Jahren Stagnation |  | eine Position mit mehr Verantwortung | eine Fortbildung/Weiterbildung machen, ggf. die Abteilung wechseln, mit dem Vorgesetzten über eine neue Position sprechen |
| Finanzen | ausreichendes Einkommen, aber kein Geld für Anschaffungen »außerhalb der Reihe« |  | eine Gehaltserhöhung | mit dem Chef über eine Gehaltserhöhung sprechen, ihm ggf. die Bereitschaft zu Fortbildungsmaßnahmen zeigen |
| Fortbildung | seit Jahren keine Wissenserweiterung |  | der Besuch einer Fortbildung im Bereich Projektmanagement | Anbieter von Fortbildungen suchen, mit dem Chef über eine Kostenübernahme oder über Bildungsurlaub sprechen, ggf. berufsbegleitende Angebote suchen |
| finanzielle Sicherheit | ein eigenes Haus, Altersvorsorge läuft jedoch nur über Rentenversicherung |  | eine zusätzliche finanzielle Absicherung | Informationen einholen, wie eine zusätzliche Altersvorsorge mit den vorhandenen finanziellen Mitteln aussehen könnte |

| Sinn und Kultur | | | | |
|---|---|---|---|---|
| | **Ist-Zustand** | **Inneres Befinden** | **Wunschzustand** | **Möglichkeiten zur Erreichung des Wunschzustandes** |
| Kreativität | seit Jahren kein Klavier mehr gespielt, obwohl ein Klavier vorhanden ist | ☹ | wieder regelmäßig Klavier spielen | zwei- bis dreimal pro Woche Klavier spielen, ggf. Klavierunterricht nehmen |
| | nur gelegentliche Theater- oder Konzertbesuche | ☹ | häufiger kulturelle Veranstaltungen besuchen | zweimal pro Monat mit Freunden kulturelle Veranstaltungen besuchen (mit rechtzeitiger Planung) |
| Vision | Vision, dass es am Arbeitsplatz eine tägliche Kinderbetreuung gibt | 😐 | die Vision realisieren | im Kollegenkreis nach »Mitstreitern« suchen, im Internet oder im Freundes-/Bekanntenkreis Inspirationen bekommen, Anzeigen in Printmedien aufgeben |
| Religion/ Spiritualität | stetige Beschäftigung mit dem Sinn des Lebens, Durchführen von Übungen zur Erhöhung der intuitiven, spirituellen Fähigkeiten | ☺ | ggf. noch öfter Übungen zur Erhöhung der spirituellen Wahrnehmung durchführen | mindestens einmal pro Woche Übungen durchführen |
| Selbstliebe, Liebe, Vergebung, Hingabe | ständige Selbstkritik | ☹ | mich selbst so anzunehmen, wie ich bin | morgens vor dem Spiegel sagen: »Ich liebe mich so, wie ich bin!« |
| | keine Gelassenheit gegenüber dem Verhalten anderer, nachtragende Persönlichkeit | ☹ | mit anderen Menschen harmonisch zusammenleben | in Streitsituationen gelassener werden, abends eine Meditation machen auf: »Ich liebe dich. Bitte vergib mir. Es tut mir leid. Danke«[64], täglich mindestens drei Gründe finden, für die ich dankbar bin, vor dem Einschlafen Liebe an Menschen senden, die mir wichtig sind |

| Gesundheit | | | | |
|---|---|---|---|---|
| | **Ist-Zustand** | **Inneres Befinden** | **Wunschzustand** | **Möglichkeiten zur Erreichung des Wunschzustandes** |
| Fitness | drei- bis viermal pro Woche laufen oder fahrradfahren, zwei- bis dreimal pro Woche Yoga, Tai Chi oder Qi Gong |  | wieder mehr Wassersport betreiben und Wandern gehen | Urlaube planen, in denen Wassersport-Aktivitäten und Wandertouren möglich sind |
| Ernährung | Verzehr von überwiegend frischem Obst und Gemüse und wenig Fleisch, aber auch häufiger Konsum von Süßigkeiten |  | nur noch ein- bis zweimal pro Woche Süßigkeiten essen | bei Lust auf eine Süßigkeit Sport treiben, Gemüse essen oder einen Obstsaft trinken, bei kleinen »Ausrutschern« gelassener sein und mir sagen: »Ich ernähre mich insgesamt gesund!« |
| Erholung/Entspannung | Saunabesuche ca. alle sechs Wochen |  | zweimal pro Monat in die Sauna gehen | feste Sauna-Termine einplanen (z. B. jeden zweiten Mittwoch) |
| | unregelmäßiges Durchführen von Meditationen |  | regelmäßiger meditieren | Zeit für Meditationen einplanen, ggf. einen entsprechenden Kurs (gemeinsam mit einem Freund/einer Freundin) besuchen |

## Kommunikation mit der Seele

Kommunizieren Sie mit Ihrer Seele, und bitten Sie sie um Heilung. Bitten Sie sie regelmäßig um Unterstützung auf dem Weg der Gesundung. Hierzu benötigt es in mehrfacher Hinsicht Offenheit: Glauben Sie an die Heilkraft der Seele und an die Existenz eines universellen Feldes. Wenn Sie zu dieser Offenheit bereit sind, werden sich Ihnen viele Heilungswege eröffnen. Sie können sich ganz individuell eine Bitte an Ihre Seele überlegen und diese täglich in Ruhe entweder laut oder in Gedanken aussprechen. Suchen Sie sich dafür einen ruhigen Ort, und nehmen Sie im Liegen oder im Sitzen eine entspannte Haltung ein. Atmen Sie so lange tief ein und aus, bis Sie zu innerer Ruhe gelangt sind. Öffnen Sie dann Ihr Herz, und stellen Sie sich innerlich vor, wie Sie mit der alles umgebenden Energie verbunden sind. Stellen Sie sich dies so lange bildlich vor, bis Sie einen Energiefluss in Ihrem Körper spüren. Sprechen Sie dann Ihre Bitte an Ihre Seele aus. Formulieren Sie diese positiv, z. B.:

*»Liebe Seele, ich bitte dich von ganzem Herzen:*
*Heile meine Gebärmutter. Danke!«*

Bedanken Sie sich im Anschluss aufrichtig und von ganzem Herzen. Bleiben Sie nach der ausgesprochenen oder gedachten Bitte noch einige Minuten ruhig und entspannt liegen, und lassen Sie jeden Gedanken und jede Erwartung los. Wünschen und hoffen Sie nichts. Vertrauen Sie!

Die Idee, sich mit dem universellen Feld zu verbinden und Heilenergie zu empfangen, ist vielen Menschen fremd. Auch lässt sich die Heilkraft einer Kommunikation mit der Seele bzw. einer Bitte um Seelen-Unterstützung wissenschaftlich nicht beweisen. Aber bedenken Sie: Es gibt nichts zu verlieren. Eine Bitte hat keine Nebenwirkungen. Unterstützt Sie die Heilung, ist dies wunderbar, unterstützt Sie sie nicht und hat sie keinen direkten Einfluss auf Ihre Erkrankung, dann haben Sie sich trotzdem etwas Gutes getan: Sie haben sich regelmäßig Zeit genommen, um zur Ruhe zu kommen und sich zu entspannen – und allein dieser Entspannungszustand hilft bei der Bewältigung einer Erkrankung.

# Entwickeln Sie Ihr eigenes Therapiekonzept

Heilung in Gang zu setzen, bedeutet auch, Selbstverantwortung für die eigene Gesundheit zu übernehmen. Wünschenswert wäre es also, ein Therapiekonzept zu erstellen, das von Ihnen mit entwickelt und getragen wird. Das mag Ihnen vielleicht ungewohnt vorkommen, sollten doch Ärzte bzw. Therapeuten für die Ausarbeitung geeigneter Therapien zuständig sein. Da es aber um Ihre Gesundheit geht und Sie am besten wissen, was Ihr Körper, Ihr Geist und Ihre Seele brauchen, sollten Sie aktiv die Therapie mitgestalten. So verstehe ich unter »Therapie« auch die Hinwendung zum eigenen Lebenssinn und -ziel, die Harmonisierung der privaten und beruflichen Bereiche, Selbstliebe, die urteils- und wertfreie Liebe zu allen Lebewesen, Vergebung, Hingabe und Loslassen, die Anwendung geeigneter Methoden zur Unterstützung der Heilung auf seelisch-geistiger und körperlicher Ebene und das Empfinden von Dankbarkeit. Wie in den Kapiteln zuvor aufgezeigt, regen eben jene Punkte nachweisbar die Selbstregulationsmechanismen auf Körperebene an und sollten deshalb in keinem Therapiekonzept fehlen. Darüber hinaus wird die seelisch-geistige, also die tiefere Ursache einer Krankheit behandelt. Betrachten wir also nun die verschiedenen Schritte und Bestandteile einer von Ihnen mitgestalteten Therapie.

## Vertrauen

Ein Baustein ist in Ihrem Therapiekonzept ganz wichtig: Ihr Vertrauen in sich und in Ihre Intuition. Glauben Sie an sich selbst und an eine Eingebundenheit in ein großes Ganzes. Im ersten Kapitel

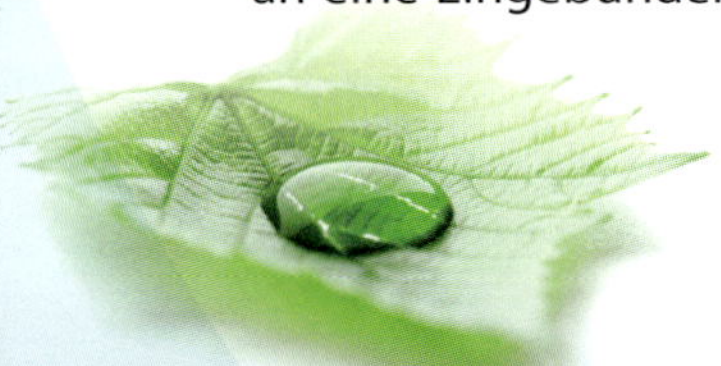

habe ich ausführlich die Intuition und ihre große Kraft und enorme Bedeutung für unser Leben dargestellt. Setzen Sie Ihre Intuition in diesem Sinne ein, und vertrauen Sie Ihrer inneren Stimme. Wie könnten Sie diese ignorieren? Glauben Sie an sich und Ihre Selbstheilungskräfte! Studien haben gezeigt, dass Menschen, die fest an Ihre Heilung glauben und auf sich, Ihre Ärzte bzw. Therapeuten und auf die gewählten Therapien vertrauen, mehr Immunzellen bilden. Bereits die positive Erwartung regt den Stoffwechsel bestimmter Gehirnregionen an, die dann Neurotransmitter stimulieren, die die Organe positiv unterstützen. Vertrauen Sie zudem auf Ihre Einbindung in ein großes Ganzes. Mit diesem stehen Sie immer in Verbindung. Über Ihre Intuition wird es Ihnen den richtigen Weg bei all Ihren Entscheidungen weisen. Stärken Sie deswegen Ihre intuitive Fähigkeit. Zur bewussten Wahrnehmung Ihrer inneren Stimmen können Sie die Übungen durchführen, die ich Ihnen bereits vorgestellt habe (siehe S. 36).

## Professionelle Unterstützung

Eine Heilung kann durch das Aktivieren der Selbstheilungskräfte auch ohne Unterstützung geschehen, denn alles ist möglich! Es gibt hierfür zahlreiche Beispiele. Dennoch empfehle ich Ihnen, sich professionelle Unterstützung zu suchen. Unterstützen können Sie Ärzte bzw. Therapeuten, Heiler oder andere Personen. Ausschlaggebend ist, dass Sie sich in Ihrer ganzen Persönlichkeit angenommen und geborgen fühlen. Sie müssen sich mit Ihrem Arzt bzw. Therapeuten wohlfühlen, denn fehlendes Vertrauen oder das Gefühl, hilflos Ihrem Arzt bzw. Therapeuten ausgeliefert zu sein, führt zu Stress und einer vermehrten Ausschüttung des Stresshormons ACTH (adrenocortikotropes Hormon). Das sorgt für eine verminderte Antikörperproduktion – und das heißt: Fühlen

Sie sich unwohl, nicht vollkommen angenommen, wird Ihre Körperabwehr geschwächt, und dies wirkt sich kontraproduktiv auf Ihre Heilung aus.

Doch wie finden Sie einen Arzt oder Therapeuten, dem Sie vertrauen können, der Ihnen Zeit und Aufmerksamkeit zukommen lässt, der um die Kraft der Selbstheilung weiß und möglichst ganzheitlich und mit integrativer Medizin arbeitet? Ganz einfach: Ihre Intuition wird Ihnen helfen. Sie werden spüren und wissen, wer Sie in Ihrem Sinne unterstützt. Zu den Ärzten, die Sie in Kliniken betreuen, empfehle ich, Ärzte bzw. Therapeuten zu suchen, die begleitend dazu ganzheitliche Behandlungen und Verfahren einsetzen, die auch auf seelisch-geistiger Ebene wirken. So stellen Sie sicher, dass Sie die wirksamsten Therapien aller Medizinrichtungen für sich nutzen. Schön ist es, wenn Sie einen Arzt bzw. Therapeuten finden, der darüber hinaus um die energetischen Zusammenhänge weiß und auf die Kraft des universellen Feldes setzt. Mithilfe dieses Wissens kann er Ihren Geist in eine tiefe Stille und Ruhe führen und so die Bedingungen schaffen, in denen Sie all das zulassen können, was mit und in Ihnen geschieht.

Sie können sich auch ein Team von professionellen Unterstützern zusammenstellen, um die verschiedenen Behandlungsebenen optimal abzudecken. Wichtig ist dabei, dass jeder in diesem Team dazu bereit ist, mit anderen Behandelnden und ggf. mit anderen Therapien zusammenzuarbeiten.

Zusätzlich zu der professionellen Unterstützung kann es für Sie hilfreich sein, Menschen zu finden, die Sie im privaten Bereich unterstützen. Menschen, die fest an Sie und an Ihre Heilung glauben.

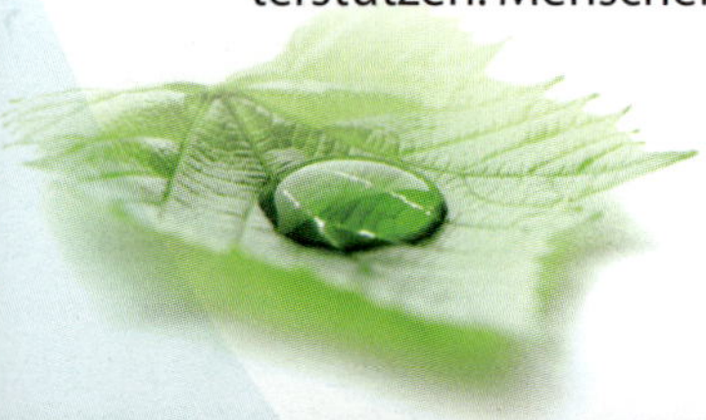

Der Glaube einer Gruppe kann durch die Verdichtung dieser positiven Energie wahre (Heil-)Wunder bewirken.

## Selbstliebe, Liebe, Verbundenheit, Vergebung, Hingabe, Loslassen, Freude, Lachen und Dankbarkeit

Auf dem Weg zur Heilung ist es wichtig, Selbstliebe und Liebe zu empfinden, Verbundenheit zu fühlen, zu vergeben, sich hinzugeben und ein unbedingtes Wollen loszulassen. Auch eine im Herzen empfundene Freude, Lachen und Dankbarkeit sind elementare Bestandteile Ihres individuellen Therapieplans, für die Sie allein verantwortlich sind. Niemand kann Ihnen diese Aufgabe abnehmen, kein Arzt oder Therapeut kann an Ihrer Stelle Selbstliebe, Liebe, Vergebung und Hingabe leben und die nötigen Veränderungen in Ihrem beruflichen oder privaten Bereich einleiten. Kein Arzt oder Therapeut kann für Sie loslassen, lachen und Dankbarkeit empfinden. Die Umsetzung und Verinnerlichung dieser Fähigkeiten können nur Sie selbst verwirklichen. Lieben Sie sich, und lieben Sie andere, vergeben Sie, üben Sie Hingabe aus, lassen Sie los, lachen Sie, seien Sie aus dem tiefsten Herzen heraus dankbar, und – ganz wichtig – setzen Sie die von Ihnen als nötig empfundenen Veränderungen in die Tat um. Wenn Ihnen all das gelingt, sind Sie bereits auf dem Weg zur Ihrer inneren Heilung.

## Aktivierung der Selbstheilungskräfte

Zur Aktivierung Ihrer Selbstheilungskräfte auf seelisch-geistiger und körperlicher Ebene können Sie sich einige aus den von mir bereits vorgestellten Beispielübungen aussuchen oder andere Quellen zurate ziehen. Wählen Sie die Übungen aus, die Ihnen zusagen und die Sie allein durchführen können. Versuchen Sie, diese dann so oft wie möglich in Ihren Tagesablauf zu integrieren. Um eine Regelmäßigkeit und Automatisierung der Anwendung zu erreichen, hat es sich bewährt, einen festen Termin für die Übungen festzulegen. Stellen Sie einen Wochenplan mit Ihren privaten und beruflichen Terminen und Aktivitäten auf, in den Sie die Übungen und Anwendungen integrieren.

Die Auswahl und Integration von bestimmten Methoden zur Unterstützung und Aktivierung der Selbstheilungskräfte ist Ihr Beitrag und ein wichtiger Ansatz zur Heilung! Ihr Arzt bzw. Therapeut wird ebenfalls ein Therapiekonzept für Sie erstellen, bei dem er idealerweise schulmedizinische und ganzheitliche Therapien berücksichtigt, also integrative Medizin anwendet. Ist sich Ihr Arzt bzw. Therapeut der Verbindung aller Lebewesen im universellen Feld bewusst, wird er zusätzlich Therapien der Energie- und Informationsmedizin nutzen. Trauen Sie sich ruhig, auch diese für Ihre Heilung einzusetzen, denn sie können Sie nur bereichern. Handelt es sich um einen Arzt oder Therapeut, der sich ganz auf Sie einlässt, Ihnen sein Herz öffnet und gemeinsam mit Ihnen die tieferen Ursachen Ihrer Erkrankung anschaut, wird er sein Konzept mit Ihnen besprechen und falls nötig an Ihr Therapiekonzept anpassen. Die endgültige Entscheidung, welche Therapien Sie durchführen möchten, sollte aber bei Ihnen liegen. Vergessen Sie nicht: Es geht um Sie! Ihre Erkrankung, Ihre Seele, Ihr Geist und Ihr Körper wollen heil werden. Vertrauen Sie auf sich und auf Ihre Intuition – auch bei der Wahl des geeigneten Therapiekonzeptes.

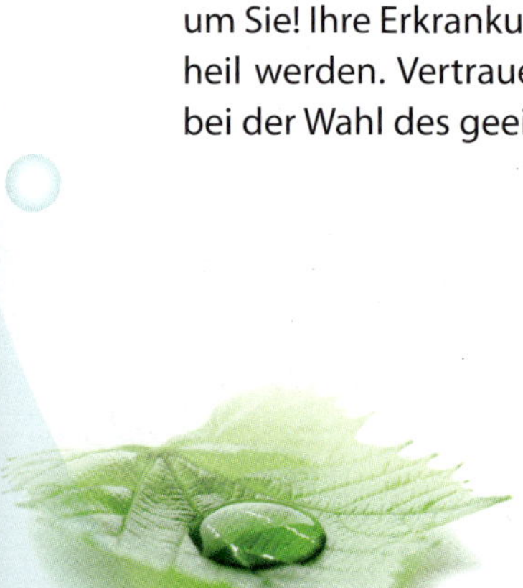

## Zusammenfassung

- ✔ Vertrauen haben
- ✔ professionelle Unterstützung suchen
- ✔ Selbstliebe, Liebe, Vergebung, Hingabe, Freude, Lachen, Dankbarkeit spüren
- ✔ Selbstheilungskräfte aktivieren

## Beispiel für ein individuell gestaltetes Therapiekonzept

Viele der von mir vorgestellten Anwendungen lassen sich problemlos in den Tagesablauf einbauen. Affirmationen (siehe S. 140) können Sie täglich immer wieder aussprechen – je nach Situation laut oder in Gedanken. Die Selbstliebeübung (siehe S. 94) lässt sich unkompliziert in das morgendliche Zurechtmachen vor dem Spiegel einbauen. Am Abend im Bett lassen sich wunderbar Gedanken der Liebe aussenden, heilende Gedanken sprechen und Imaginationen durchführen (siehe S. 141ff.). Das Dankbarkeitstagebuch (siehe S. 128) kann noch kurz vor dem Zubettgehen sitzend auf der Bettkante geschrieben werden. Sinnvoll ist es, täglich (oder zumindest mehrfach wöchentlich) 30 bis 60 Minuten vor dem Zubettgehen für eine Meditation, zur Kommunikation mit der Seele oder für eine Yoga-, Tai-Chi- oder Qi-Gong-Übung einzuplanen. Wenn Sie dann noch feste Termine für körperliche Betätigungen einplanen – etwa drei- bis viermal pro Woche oder auch gern mehr (das kann auch die tägliche Fahrt mit dem Fahrrad zur Arbeit sein) – fördern Sie bereits Ihre Gesundung auf physischer und psychischer Ebene auf vielfältige Weise. Schon nach einigen Wochen werden Sie aufgrund dieser regelmäßigen Therapieanwendungen, die nur einen geringen zeitlichen Mehraufwand bedeuten, innerlich zufriedener, gelassener und glücklicher sein – und somit Ihre Heilung kraftvoll unterstützen.

## Heilung durch inneren Frieden, Freude, Glück und Dankbarkeit

| | | |
|---|---|---|
| **Selbstliebe** | morgens vor dem Spiegel zu sich selbst sagen: »Ich liebe mich so, wie ich bin«, und sich zulächeln | täglich |
| **Liebe** | abends vor dem Einschlafen Gedanken der Liebe an Menschen senden, die einem wichtig sind | täglich |
| **Vergebung, Hingabe** | »Es tut mir leid, vergib mir, danke, ich liebe dich« als positive Affirmation mehrmals aussprechen (dies ist bereits eine Form der Meditation) | täglich |
| | in jeder ärgerlichen Situation: Innehalten, dem Verursacher des Ärgers innerlich zulächeln, ihm vergeben und für die Lernsituation dankbar sein | |
| **Dankbarkeit** | mindestens drei Gründe der Dankbarkeit in ein Dankbarkeitstagebuch schreiben | täglich abends |
| **innerer Frieden** | eine Atem- oder Konzentrationsmeditation durchführen | mehrmals pro Woche |

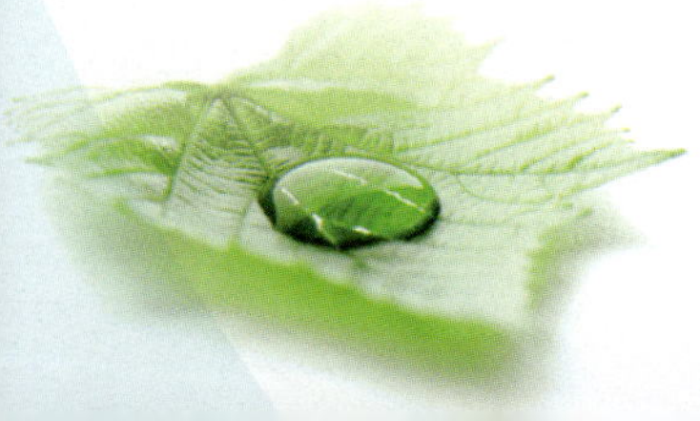

## Heilung durch Aktivierung der Seelen- und Geisteskraft

| | | |
|---|---|---|
| **Kommunikation mit der Seele** | die Seele um Heilung bitten, z. B.: »Liebe Seele, ich bitte dich von ganzem Herzen: Heile meine Gebärmutter. Danke!« | täglich bzw. drei- bis viermal pro Woche |
| **Heilende Gedanken** | mehrmals z. B. den Satz wiederholen: »Heute öffne ich mein Herz der Liebe. Sie heilt meine Seele und meinen Geist, und diese heilen meinen Körper. Alles ist gut. Ich bin gesund.« | täglich bzw. drei- bis viermal pro Woche |
| **Visualisierung/ Imagination** | Visualisierung eines heilsamen, gesunden Bildes | täglich bzw. drei- bis viermal pro Woche |

## Heilung durch Aktivierung der Körperkraft

| | | |
|---|---|---|
| **Laufen/Walken (möglichst in der Natur)** | während des Laufens einen meditativen Zustand erreichen, indem im Rhythmus des Laufens an heilbringende, positive Wörter wie z. B. »Liebe«, »Hingabe«, »Dankbarkeit«, »Mitgefühl«, »Gesundheit«, »Frieden« oder »Wohlbefinden« gedacht wird | drei- bis viermal pro Woche |
| **Yoga, Tai Chi, Qi Gong** | zunächst unter Anleitung entsprechende Übungen erlernen, um diese dann später allein zu Hause durchführen zu können | zum Erlernen einmal pro Woche, allein später mindestens zwei- bis dreimal pro Woche |
| **Krankengymnastische Übungen, Krafttraining, Dehnübungen** | zunächst unter professioneller, möglichst physiotherapeutischer Anleitung Eigenübungen erlernen, um diese dann später regelmäßig allein zu Hause anwenden zu können | zum Erlernen einmal pro Woche, allein später mindestens drei- bis viermal pro Woche |

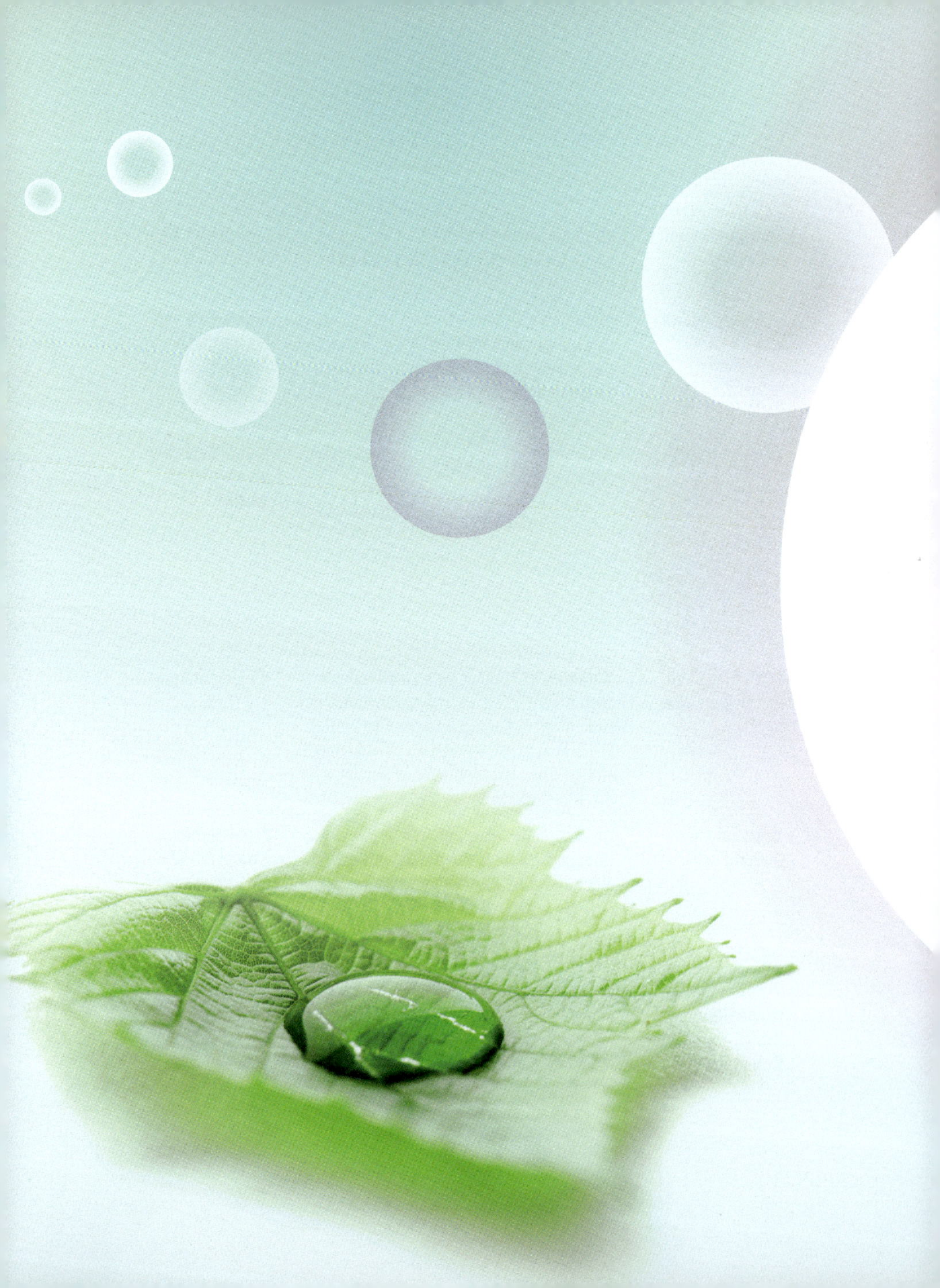

# Schluss

Ich wünsche mir von ganzem Herzen, dass das Buch Sie als interessierten Leser oder als betroffenen Patienten auf dem Weg zur Selbsterkenntnis und Heilung unterstützt, Ihnen Mut macht und das Vertrauen in Ihre eigene Heilkraft stärkt.

Am Ende dieses Buches möchte ich gern auf ein Beispiel aus meiner eigenen Praxis eingehen. Natürlich ist dies nur ein Beispiel von vielen, aber es veranschaulicht, wie hilfreich das Erkennen der seelisch-geistigen Ursachen ist, um sich auf einen Weg der Heilung zu begeben.

## Fallbeispiel: Charlotte D.

Frau D. stellte sich mit chronisch wiederkehrenden Lendenwirbelsäulenbeschwerden in der Praxis vor und bat um eine Akupunkturbehandlung. Sie war zum Zeitpunkt des Erstkontaktes 40 Jahre alt und litt seit 15 Jahren an Rückenschmerzen. Eine bildgebende Diagnostik mittels Röntgen und MRT zeigte altersentsprechende Abnutzungserscheinungen. In Zeiten, in denen verstärkt Schmerzen aufgetreten waren, hatte sie das Schmerzmittel Ibuprofen 600 eingenommen. Von orthopädischen Kollegen war ihr zusätzlich mehrfach Krankengymnastik verordnet worden. Dies hatte jeweils zeitweise eine Schmerzlinderung gebracht, anhaltend schmerzfrei war Frau D. jedoch nicht geblieben.

In der Anamnese zeigte sich die Patientin zunächst verschlossen. Fragen zu den Lebensumständen beantwortete sie ausweichend. Die Gründe für ihre Schmerzen sah sie in Fehlhaltungen und aktuellen Tätigkeiten wie das Streichen eines Gartenhauses. Zusätzlich machte Sie aber auch ihre sitzende Tätigkeit am PC oder das Fahren eines Fahrrades, das nicht schmerzgerecht gebaut war, dafür verantwortlich. Ihre sehr sachlichen Antworten gaben mir zu verstehen, dass ein tieferes und detailliertes Eingehen auf die auslösenden Faktoren und ein Öffnen für die seelisch-geistigen Ursachen der Schmerzen noch nicht möglich war. Ich beschloss, zunächst über die von Frau D. akzeptierte Körperebene zu therapieren und auf eine innere Öffnung durch die Akupunktur zu hoffen.

Über einen Zeitraum von drei Monaten hinweg akupunktierte ich die Patientin einmal wöchentlich. Als Punkte wählte ich Rückenschmerzpunkte, schmerzreduzierende und entspannungsfördernde Punkte. Unter dieser Therapie wurde sie schmerzfrei. Sechs Monate später konsultierte sie mich erneut. Sie litt unter starken, fast unerträglichen Rückenschmerzen. Im Gespräch versuchte ich, die Ursachen für die Schmerzen zu finden. Ich stellte ihr Fragen nach den genauen Zeitpunkten der Schmerzen und den begleitenden Lebensumständen. Ich fragte sie, ob zu dieser Zeit etwas in ihrem Leben passiert sei, privat oder beruflich, oder ob es lang andauernde Belastungsfaktoren gab. Frau D. begann nun, erstmals über die schwierige Beziehung zu ihrer Mutter zu sprechen, über den fehlenden Vater und die schwierige Beziehung zu ihrem Bruder. Ein weiteres Thema war die Beziehung zu ihrem Ehemann, die sie zwar als liebevoll und positiv, aber auch als konfliktbehaftet beschrieb. Als Therapie kam für sie weiterhin ausschließlich die Akupunktur infrage. Sie erhielt wieder regelmäßige Akupunkturanwendungen, wurde dadurch schmerzfrei und meldete sich erneut einige Zeit nicht.

Dieses Prozedere wiederholte sich über einen Zeitraum von zwei Jahren. Bei jeder weiteren stärkeren Rückenschmerzphase begleitete ich die Akupunktur mit Gesprächen und erfuhr nach und nach immer mehr über die Hintergründe und seelischen Belastungen der Patientin. Intuitiv erahnte ich bereits die schmerzauslösenden Ursachen. Die Patientin war innerlich aber noch nicht bereit, die tieferen Ursachen anzuschauen. So beließ ich es bei der Akupunktur und verordnete zeitweilig unterstützend naturheilkundliche Schmerzmittel, homöopathische Globuli und Krankengymnastik.

Eines Tages kam Frau D., von Rückenschmerzen geplagt, in die Praxis und wirkte innerlich aufgewühlt. Ich legte sie in einen ruhigen Nebenraum und führte eine Akupunktur durch. Zehn Minuten später wurde ich zu Frau D. gerufen, da diese bitterlich weinte. Als ich den Raum betrat, sagte sie: »Es tut so weh. Nicht die Nadeln, es tut innerlich so weh.« Und sie weinte weiter. Der Zeitpunkt, an dem eine innere Öffnung stattfinden und Heilung möglich sein konnte, war gekommen. In den folgenden zwei Jahren erfolgten viele weitere Gespräche. Die Patientin begann, sich bedingungslos sich selbst zuzuwenden und ihr Leben zu ordnen. Sie nahm sich der Beziehungen zu ihrer Mutter und ihrem Bruder an und vergab ihrer Mutter. Auch beruflich schaffte sie Klarheit. Sie beendete eine Sologesangskarriere, die sie unter Druck gesetzt hatte, und sang nur noch aus der Freude heraus in einem Chor. Neben ihrer geringfügigen Tätigkeit, die sie schon seit mehreren Jahren ausübte, absolvierte sie eine Ausbildung in einer speziellen Massagetechnik. Die Massagetätigkeit eröffnete ihr eine neue Welt, denn das Massieren anderer Menschen löste eine tiefe Zufriedenheit in ihr aus. Sie erkannte, dass die Arbeit als Masseurin schon immer ihr Herzens- und Seelenwunsch gewesen war. Sie eröffnete eine – inzwischen erfolgreiche – Massagepraxis. Zudem wandte sie sich spirituellen Themen zu und führte regelmäßig reinigende, vergebende Dankbarkeitsrituale durch. Zusätzlich begann sie, Yoga zu praktizieren, ging regelmäßig Laufen, meditierte und nutzte positive Affirmationen. Zusammenfassend ausgedrückt: Sie folgte nun ihren Herzens- und Seelenwünschen und aktivierte ihre Selbstheilungskräfte auf den Ebenen des Körpers, des Geistes und der Seele.

Frau D. erfuhr eine deutliche Linderung ihrer Beschwerden, sodass eine Schmerzmedikation nicht mehr nötig wurde. Einen Rückfall, eine Phase starker Rückenbeschwerden von mehreren Wochen, erlebte die Patientin, als sie die Beziehung zu ihrem Mann und ihre Liebe zu einem anderen Mann bearbeitete. Auch durch diese Phase begleitete ich sie – mit Akupunktur und einfühlsamen Gesprächen. Ein letztes Gespräch fand vor eineinhalb Jahren statt. Sie berichtete mir von ihren inneren Schmerzen und ihren traumatischen Erfahrungen, als Kind missbraucht worden zu sein. In diesem Gespräch versuchte ich, den Glauben der Patientin an sich selbst sowie an ihre innere Kraft und ihre Ressourcen zu stärken. Zwei Wochen später meldete sie sich telefonisch bei mir. Sie sprühte vor Energie und teilte mir mit, dass das letzte Gespräch ihren Erkenntnisprozess beschleunigt habe, sie sich befreit und kraftvoll fühle, und die Schmerzen verschwunden seien. Yoga, Laufen, Meditation, positive Affirmationen, Dankbarkeits-, Vergebungs- und Loslassrituale sind weiterhin feste Bestandteile ihres Alltags.

Frau D. ist nun seit eineinhalb Jahren ohne weitere ärztliche Therapie schmerzfrei.

# Zusammenfassung: Eigentherapien und ihre Wirkungen

| Körper | |
|---|---|
| **THERAPIE** | **WIRKUNG** |
| Bewegung durch Laufen, Walken oder andere (Ausdauer-)Sportarten | › Erhöhung der Ausschüttung von Endorphinen und Serotonin<br>› Reduktion der Schmerzempfindlichkeit<br>› Erleben von Glück<br>› Anregung der Produktion von Killerzellen und T- und B-Zellen<br>› Stärkung des Immunsystems<br>› Reduktion von Katecholaminen (Stresshormon Adrenalin)<br>› Steigerung des Abtransports von Giftstoffen<br>› Förderung der Durchblutung<br>› Regulation des Blutdrucks<br>› Senkung der Herzfrequenz<br>› Steigerung der Elastizität der Muskeln und des Gewebes<br>› Aufhellen der Stimmung<br>› Gewichtsreduktion |
| östliche Bewegungstherapien (Qi Gong, Tai Chi, Yoga) | › Förderung der Entspannung<br>› Anregung des Energieflusses<br>› Stärkung des Immunsystems<br>› Verbesserung der Funktion des Bewegungsapparates<br>› Stärkung des Herz-Kreislauf-Systems |
| westliche Entspannungsverfahren (autogenes Training, progressive Muskelentspannung nach Jacobson) | › geistige und körperliche Entspannung durch Auflösung muskulärer Verspannungen<br>› Stressreduktion<br>› Senkung der Herz- und Atemfrequenz<br>› Blutdrucksenkung<br>› Verbesserung der Selbstwahrnehmung |
| gesunde, ausgewogene Ernährung | › Stärkung des Immunsystems durch ausreichende Versorgung des Körpers mit Vitaminen, Spurenelementen wie Zink, Selen, Bor und Mangan, Ballaststoffen, Omega-3-Fettsäuren u. a.<br>› Anregung der Darmtätigkeit<br>› Verbesserung des Körperwohlgefühls |

| Geist | |
|---|---|
| **THERAPIE** | **WIKRUNG** |
| heilende Gedanken/positive Affirmationen | › Programmierung des Unterbewusstseins auf Heilung<br>› Reduktion der Stresshormone<br>› Erhöhung der Produktion der Immunzellen<br>› positive Wirkung auf die Organe |
| Imagination/Visualisierung | › Programmierung des Unterbewusstseins auf Heilung<br>› Versetzen des Gehirns in den Alpha-Zustand (inaktiver Wachzustand, tiefer Entspannungszustand)<br>› Reduktion der Stresshormone |

| Seele | |
|---|---|
| **THERAPIE** | **WIRKUNG** |
| Selbstliebe, Liebe und Verbundenheit, Vergebung, Hingabe und Loslassen | › Erlangung von innerem Frieden, Harmonie und Balance<br>› Lösung von Blockaden<br>› Förderung der Entspannung<br>› Reduktion von Stresshormonen<br>› Erlangung eines Zustandes der Achtsamkeit<br>› Stärkung des Immunsystems |
| Kommunikation mit der Seele | › Wahrnehmung der eigenen Seelen- und Herzenswünsche<br>› Förderung der Entspannung |
| **Erfüllung der Seelen- und Herzenswünsche<br>Führen eines Lebens der inneren Wahrheit gemäß** | |
| Freude, Zufriedenheit, Glück | › Freisetzung von Serotonin und Endorphinen<br>› Stärkung der Immunabwehr<br>› Erlangung von innerer Zufriedenheit<br>› Förderung der Entspannung |
| Lachen | › Erhöhung der T-Zellen im Immunsystem<br>› Reduktion der Schmerzempfindlichkeit<br>› Freisetzung von Endorphinen<br>› Reduktion der Stresshormonproduktion<br>› Förderung der Entspannung<br>› Vertiefung der Atmung<br>› Förderung der Durchblutung |
| Dankbarkeit | › Freisetzung von Endorphinen<br>› Reduktion von Stresshormonen<br>› Stärkung des Immunsystems |

| Seele, Geist und Körper | |
|---|---|
| **THERAPIE** | **WIRKUNG** |
| Meditation | › Stärkung der Immunabwehr<br>› Erhöhung der Produktion von Immunzellen<br>› Stressreduktion<br>› Förderung der Entspannung<br>› Veränderung der Aktivität verschiedener Gehirnregionen (bessere Selbstwahrnehmung und gesteigertes Mitgefühl)<br>› Erhöhung der Gelassenheit, Ausgeglichenheit und Konzentration<br>› Aufhellung der Stimmung<br>› Stabilisierung des Stoffwechsels<br>› Blutdruckregulation<br>› Verlangsamung des Herzschlages<br>› erhöhte Aktivität des Enzyms Telomerase (wichtig für die Gesundheit unserer Zellen)<br>› Schmerzreduktion |

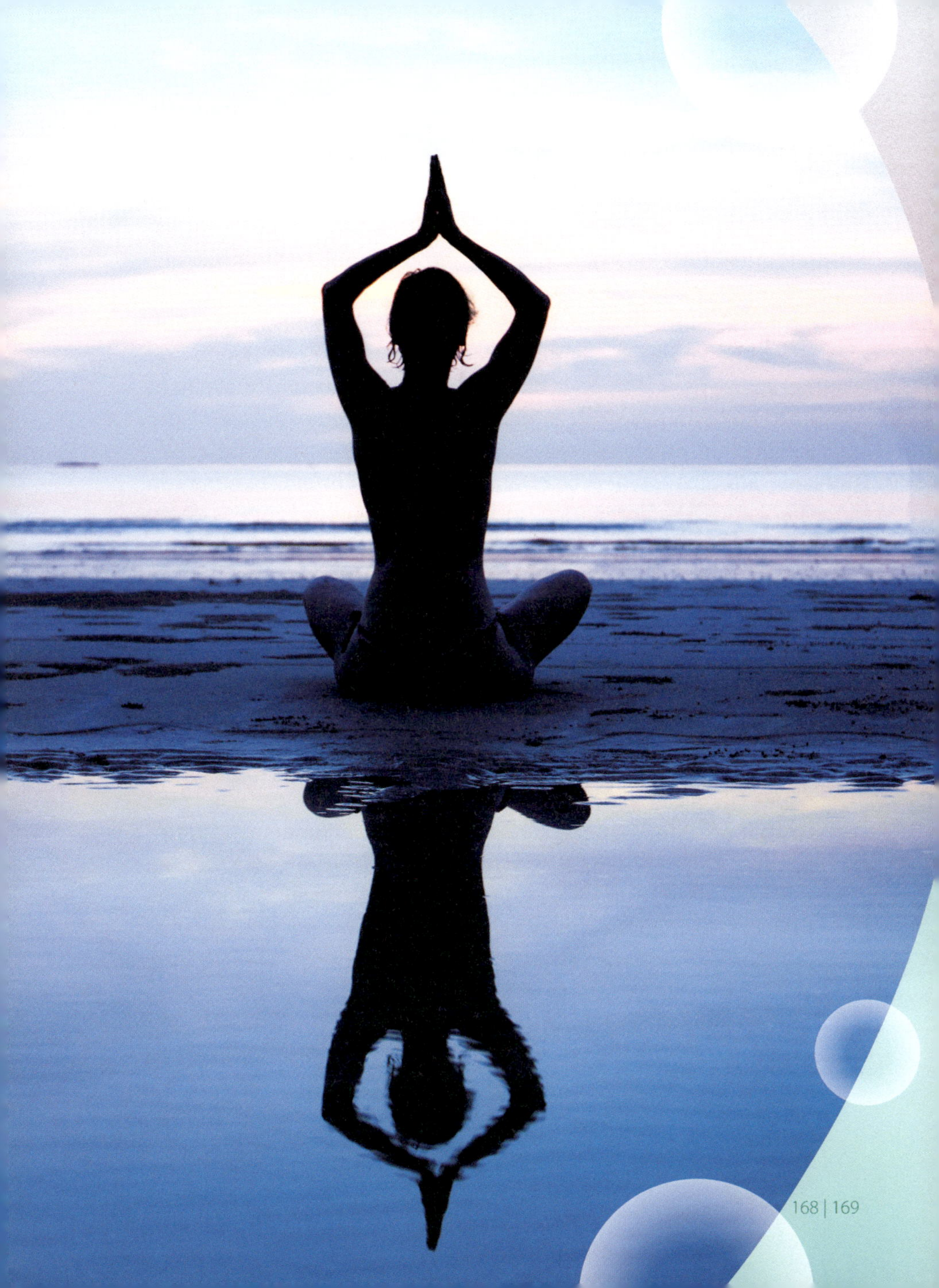

# Danksagung

Auf meinem bisherigen Weg haben mich viele Menschen begleitet, unterstützt und geistig bereichert. Es ist unmöglich, hier alle Menschen zu nennen, die mich geprägt haben, denen ich mich verbunden fühle und denen ich zutiefst dankbar bin. Aus diesem Grund bedanke ich mich bei allen, die für kurze oder lange Zeit Teil meines privaten oder beruflichen Lebens waren. Ihr alle habt dazu beigetragen, mich zu dem Menschen werden zu lassen, der ich jetzt bin. An dieser Stelle möchte ich aber einen ganz besonderen Dank aussprechen: Der Dank gilt meiner Mutter Elke Alma von Garnier für ihre Unterstützung, die sie mir Zeit ihres Lebens gegeben hat. Sie war meine Mutter und meine wichtigste Gesprächspartnerin. Mit ihr konnte ich Visionen entwickeln – gemeinsam sprühten wir vor Ideen. Für sie und mit ihr war nichts unmöglich, alles schien machbar, und was auch passierte, nichts war wirklich schlimm. Sie war in allen Lebenslagen mein Fels in der Brandung, meine Sicherheit im Hintergrund. Sie fehlt.

Für die Hilfe bei der Entstehung und Fertigstellung des Buches bedanke ich mich bei dem Schirner Verlag, der mir für das Buch eine Heimat gegeben hat. Die Hinweise und Anmerkungen von Herrn Schirner haben das Buch abgerundet und vollkommener werden lassen. Danke dafür. Und ein Dank gilt der Lektorin Janina Vogel für ihre Offenheit, Geduld und ihre herzliche Art der Kommunikation und einfühlsame Lektoratsarbeit.

Ein großer Dank geht an Udo Blankenstein für das Lesen und die Korrektur des ersten Manuskriptentwurfes und für sein ermutigendes Feedback.

Ich bedanke mich auch bei meinem Freund und ärztlichen Kollegen Tobias Esche. Er hat die medizinischen Erörterungen auf Richtigkeit geprüft. Seine langjährige Begleitung ist mir stets eine Quelle der Inspiration und garantiert lautes, fröhliches Lachen zu jeder Zeit. Mit dir, Tobi, wird alles zum Freudenfest.

Weiterhin bedanke ich mich bei meinem ehemaligen Physiklehrer Stefan Kutsche für die Überarbeitung und Korrektur des theoretischen Teils zur Energie. In seinem Physikunterricht habe ich erste Erkenntnisse über die Quantenphysik gewonnen, die mir Mut gemacht haben, meinen damals eingeschlagenen gesundheitlichen Weg weiterzugehen. Aus diesem Grund hat es mich besonders gefreut, als er sich sofort bereit erklärte, den Beitrag zur Energie in diesem Buch zu überprüfen. Seine fachlichen Hinweise und Ergänzungen zur Quantenphysik und zur Relativitätstheorie habe ich – mit seinem Einverständnis – für die Erläuterung der wissenschaftlichen Hintergründe der Energie übernommen.

Ein herzliches Dankeschön gilt meinem Sohn Leif. In den Monaten des Schreibens hat er sich zurückgenommen und zugunsten der Fertigstellung des Buches auf einige Unternehmungen mit mir verzichtet. Immer wieder hat er mich ermutigt und sich mit mir gefreut, wenn ein weiteres Kapitel abgeschlossen war. Lieber Leif, danke für deine Geduld und die Klarheit in deinem verbalen Ausdruck!

Meiner Freundin Nathalie Frickey, Ärztin und ganzheitliche Kunsttherapeutin, danke ich für den mich stets bereichernden geistigen Austausch und für ihre Wortgewalt. Nathalie, die inspirierenden Briefwechsel mit dir hatten direkten Einfluss auf die Inhalte des Buches.

Und ich bedanke mich aus tiefstem Herzen bei Kornelius Keil. Im vergangenen Jahr durfte ich ihn bei seltenen, kurzen Treffen auch als Erwachsenen kennenlernen. Kalle, durch die Begegnung mit dir habe ich etwas ganz Wunderbares kennengelernt. Du ahnst nicht, welchen großen Einfluss du auf mich und mein Leben hast. Aber eines ist sicher: Hätte dein Lebensweg den meinen nicht kurz gekreuzt, gäbe es das vorliegende Buch nicht. Danke!

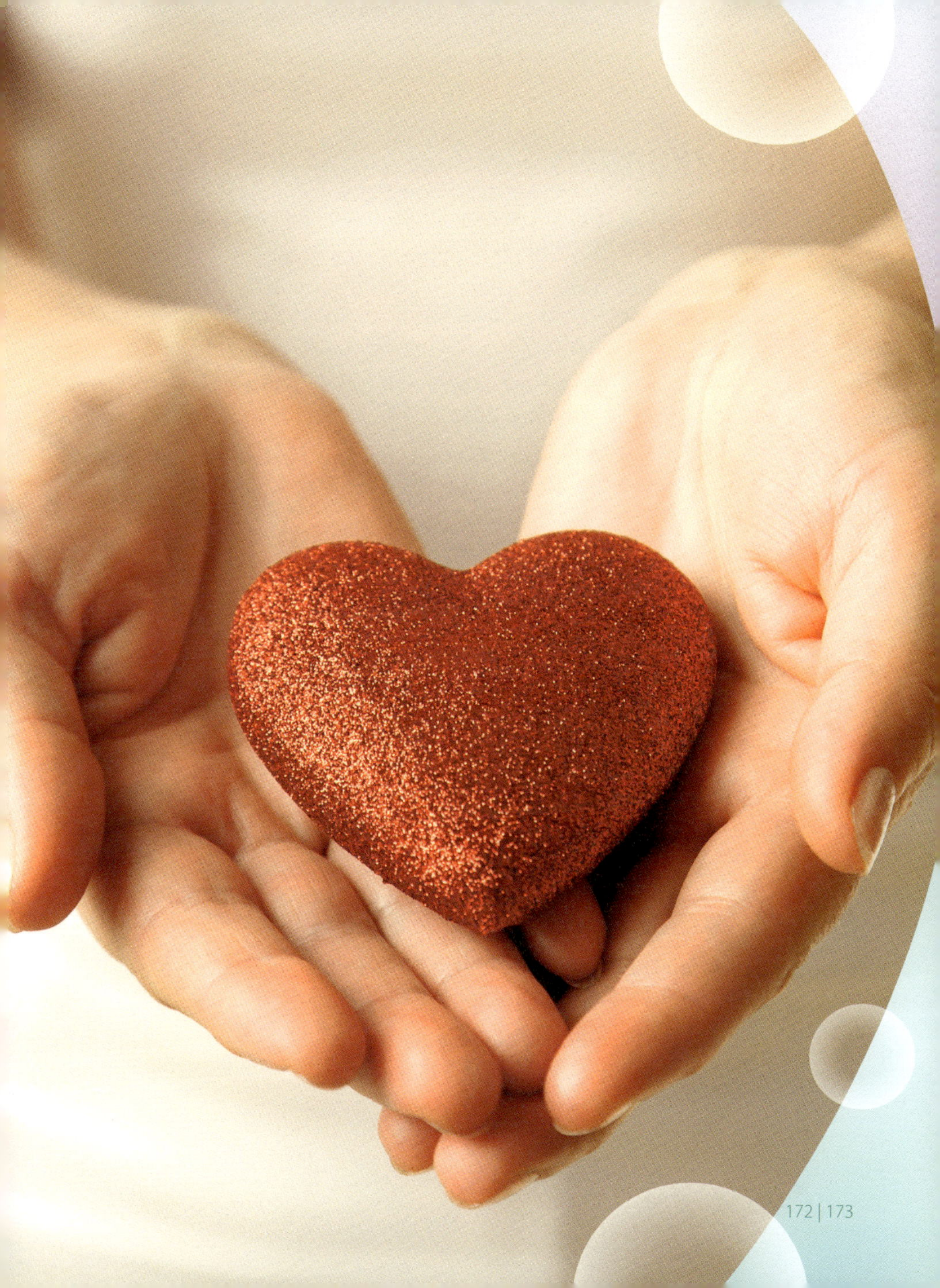

# Anmerkungen

1 Die integrative Medizin ist eine Kombination aus westlicher und komplementärer Medizin.

2 Vortrag Andreas Diemer: *Quantenheilung wissenschaftlich erklärt*; Diemer bezieht sich auf das Buch Sheldrake, Rupert: *Der siebte Sinn des Menschen*, Fischer 2005.

3 Smit, Susan: *Wie finden wir unser inneres Wissen? Interview mit Char Margolis*, Happinez 6/2011, S. 45.

4 Fleig, Dr. Jürgen: *Intuition – Manager mit Bauchgefühl entscheiden besser*, www.business-wissen.de (Stand: 08.09.2015).

5 Siehe Anm. 2.

6 Zitat aus *Was ist Materie* nach: Buckley, Paul, und Peat, David: A Question of Physics. Routledge & Kegan 1979.

7 Siehe Anm. 2.

8 Schmelzer, Thomas: *Interview mit Gregg Braden und Pierre Franckh über den Film »Das Gesetz der Resonanz«*, 03.04.2010, gefunden auf www.extremnews.com (Stand: 08.09.2015).

9 Siehe Anm. 2.

10 Van Baren, Brigitte & Bajic, Vera: *Die Stimme unserer Seele*, Happinez 6/2011, S. 36–42, S. 38.

11 Mehr zum Thema Entscheidungsfindung in: Engl, Silvia Maria: *Du weißt es doch schon*, Schirner 2015.

12 Mehr zum Thema Bauchgefühl in: Nora Eichinger: *Die Kraft aus der Mitte – Bauchgefühl*, Herzstück 3/2014, S. 15–19, S.19.

13 Dobos, Prof. Dr. med. Gustav: *Chronische Krankheiten natürlich behandeln*, Sandmann 2012, S.14–15.

14 Siehe Anm. 13, S.11–13.

15 Brinkmann, Benno Prof. Dr. med.: *Eröffnungsrede des 4. Europäischen Kongress für integrative Medizin in Berlin*, November 2011.

16 Die Komplementärmedizin beinhaltet alle Therapien, die nicht der konventionellen Medizin zugeordnet, aber ergänzend zur westlichen Medizin angewandt werden (z. B. Naturheilverfahren, Homöopathie, Akupunktur).

17 Pfitzer, Thomas: *10 Gründe für Meditation – Ergebnisse der Hirnforschung*, 12.02.2013 auf www.mymonk.de (Stand: 08.09.2015).

18 Siehe Anm. 13, S.14.

19 Trepel, Martin: *Neuroanatomie – Struktur und Funktion,* Urban & Fischer 1999, S. 202, 232.

20 Servan-Schreiber, David: *Die neue Medizin der Emotionen,* Antje Kunstmann 2004, S. 35–36.

21 Siehe Anm. 13, S.15.

22 Heilung ist vor allem Selbstheilung, Auszüge aus: Ernst, Heiko: *Die Weisheit des Körpers – Kräfte der Selbstheilung*, Piper 1995, mehr auf: www.selbstheilung.de.

23 Mehr dazu siehe in: Rosenberg, Marshall B.: *Gewaltfreie Kommunikation,* Junfermann 2013.

24 Siehe Anm. 20, S.237.

25 Rosenberg, Marshall B.: *Den Schmerz überwinden, der zwischen uns steht,* Junfermann 2015, S. 50–51.

26 Siehe Anm. 20, S. 240.

27 Assmann, Tara: *Der heilende Impuls,* Heyne 2011, S. 90.

28 Notärzte lernen, Ruhe auszustrahlen, jedoch sind nur wenige Ärzte ausgebildete Notärzte.

29 Mehr über die Kraft der Berührung auf www.daniel-stoetter.com.

30 Siehe Anm. 27, S. 90.

31 Mehr dazu in: Mohr, Bärbel & Manfred: *Selbstliebe,* GU 2011, S. 32.

32 Eichinger, Nora: *Resilienz. Liebe dich selbst – auch wenn gerade mal alles schief läuft,* Herzstück 3/2014, S. 68–71, S. 68.

33 Mehr dazu in: Mohr, Manfred: *Das Wunder der Dankbarkeit,* GU 2012, S. 27.

34 Siehe Anm. 20, S.197–203.

35 Das Gesetz der Resonanz besagt, dass wir mit unseren Gedanken genau das in unser Leben ziehen, woran wir denken und glauben, ganz im Sinne von: »Gleiches zieht Gleiches an.«

36 Sha, Dr. Zhi Gang: *Seele Geist Körper Medizin,* Koha 2007, S. 54–55.

37 Tepperwein, Kurt: *Das große Lebensbuch,* mvg 2007, S. 229.

38 von Münchhausen, Dr. Marco & Püschel, Ingo P.: *Alltag im Griff mit dem inneren Schweinehund,* GU 2009, S. 89.

41 Siehe Anm. 38, S. 90.

42 Siehe Anm. 38, S. 91.

43 Rankin, Dr. med. Lissa: *Mind over Medicine – Warum Gedanken oft stärker sind als Medizin*, Kösel 2014, S. 284.

44 Siehe Anm. 43, S. 289.

45 Killerzellen erkennen infizierte Zellen oder Tumorzellen und können diese direkt zerstören.

46 T- und B-Zellen sind Lymphozyten, die Träger der gezielten Immunabwehr sind. B-Zellen produzieren Antikörper (Abwehrstoffe), die sich spezifisch gegen ein körperfremdes Antigen richten; T-Zellen erkennen Antigene (körperfremde Strukturen), wenn diese von den körpereigenen Zellen auf der Oberfläche präsentiert werden.

47 Ruge, Nina & Bannasch, Dr. med. Lutz: *Das Geheimnis der Selbstheilung,* Ullstein 2006, S. 154.

48 Barthelemy, Andrea: *Wie Meditation Gehirn und Geist verändert,* Die Welt, 27.12.2013.

49 Siehe Anm. 17.

50 Siedentopp, U.: *Integrative Ernährung bei Krebs,* Deutsche Zeitschrift für Akupunktur, 2/2016, S.44–47, S. 44/45.

51 Dobos, Prof. Dr. Gustav & Kümmel, Dr. Sherko: *Gemeinsam gegen Krebs,* Sandmann 2011, S. 207, 217, 221.

52 Merkle, Dr. Rolf: *Lachen ist gesund,* www.palverlag.de.

53 Krishna Prem (Michael Mogul), Schüler und langjähriger Freund von Osho.

54 Siehe Anm. 52.

55 Kataria, Madan: *Lachen ohne Grund. Eine Erfahrung, die Ihr Leben verändern wird,* Via Nova 2007.

56 Tolle, Eckhart: *Die große Heilung kommt mit dem Erwachen,* Aquamarin 2009, S. 55.

57 Nidiaye, Safi: *Selbstheilung ist möglich,* Knaur Mens Sana 2008, S. 56.

58 Mosetter, Dr. med. Kurt & Cavelius, Anna & Pape, Dr. med. Detlef: *Die 4 Kräfte der Selbstheilung,* GU 2012, S. 63.

59 Shealy, Norman C. (Hrsg.): *Das große Buch der alternativen Heilverfahren,* Könemann 2000, S.44–59.

60 Bannasch, Dr. med. Lutz & Junginger, Beate: *Lieber gesund & glücklich – die Körper-Geist-Seele Formel gegen Stress,* Knaur Mens Sana 2013, S. 84–85.

61 Siehe von Kabat-Zinn, Jon z. B.: *Die heilende Kraft der Achtsamkeit,* Arbor 2004, oder *Achtsamkeit & Meditation im täglichen Leben*, Arbor 2007.

62 Eichinger, Nora: *Die Macht der Gedanken und wie sie unser Gehirn jeden Tag verändern,* Herzstück 2/2014, S.70–73, S.73.

63 Pamminger, Kurt (Hrsg.) & Strühmer, Rolf: *Natürliche Heilkräfte,* Lingen 1990, S. 110.

64 Mehr über diese heilsamen vier Sätze und das mit ihnen zusammenhängende hawaiianische Vergebungsritual Ho'oponopono erfahren Sie in: Duprée, Ulrich Emil: *Ho'oponopono – Das hawaiianische Vergebungsritual,* Schirner 2011.

# Verwendete Literatur

Assmann, Tara: *Der heilende Impuls,* Heyne 2011.

Bankhofer, Prof. Hademar (Hrsg.) & Edelbacher, Ingrid & Maier, Karl F. & Zifko, Irene: *Richtig entspannen und gut schlafen,* Kneipp 2005.

Bannasch, Dr.med. Lutz & Junginger, Beate: *Lieber gesund & glücklich – die Körper-Geist-Seele Formel gegen Stress,* Knaur Mens Sana 2013.

Barthelemy, Andrea: *Wie Meditation Gehirn und Geist verändert,* Die Welt, 27.12.2013.

*Berührung ist Heilung und Kommunikation,* Genießen & Erleben, 03.03.2010.

Betz, Robert: *Umarme das Böse in dir,* Happy Way 1/2014, S. 71–75.

Brinkmann, Prof. Dr. med. Benno: *Eröffnungsrede des 4. Europäischen Kongress für integrative Medizin in Berlin*, November 2011.

*Die Kraft der Dankbarkeit,* Happy Way 1/2014, S. 76–79.

Dobos, Prof. Dr. med. Gustav: *Chronische Krankheiten natürlich behandeln*, Sandmann 2012.

Dobos, Prof. Dr. Gustav & Kümmel, Dr. Sherko: *Gemeinsam gegen Krebs,* Sandmann 2011.

Drews, Gerald: *Kleine Gebrauchsanleitung für die Liebe,* Wilhelm Heyne 2003.

Eichinger, Nora: *Die Kraft aus der Mitte – Bauchgefühl,* Herzstück 3/2014, S. 15–19.

Eichinger, Nora: *Resilienz . Liebe dich selbst – auch wenn gerade mal alles schief läuft,* Herzstück 3/2014, S. 68–71.

Eichinger, Nora: *Die Macht der Gedanken und wie sie unser Gehirn jeden Tag verändern,* Herzstück 2/2014, S.70–73.

Eichinger, Nora: *Die magische Kraft unserer Verbindung,* Herzstück 2/2014, S. 42–49.

Engl, Silvia Maria: *Du weißt es doch schon,* Schirner 2015.

Ernst, Heiko: *Die Weisheit des Körpers – Kräfte der Selbstheilung,* Piper 1995.

Fleig, Dr. Jürgen: *Intuition – Manager mit Bauchgefühl entscheiden besser,* www.business-wissen.de.

Gonschior, Thomas: *Auf den Spuren der Intuition*, Herbig 2013.

Grün, Anselm: *Was der Seele gut tut,* Herder 2015.

Hogarth, Robin: *Educating Intuition*, University of Chicago Press 2010.

*Intuition, Vertraue deiner inneren Kraft*, Happy Way 1/2014, S. 99–101.

Kabat-Zinn, Jon: *Die heilende Kraft der Achtsamkeit,* Arbor 2004.

Kabat-Zinn, Jon: *Achtsamkeit & Meditation im täglichen Leben,* Arbor 2007.

Kataria, Madan: *Lachen ohne Grund. Eine Erfahrung, die Ihr Leben verändern wird*, Via Nova 2007.

Kuby, Clemens: *Mental Healing – Das Geheimnis der Selbstheilung,* Kösel 2010.

Langosch, Nele: *Frieden finden – Versuche, anderen mit Liebe und Mitgefühl zu begegnen*, Happy Way 1/2015, S. 17–20.

Lindau, Veit: *Heirate dich selbst, und du bist frei,* Happinez S.45–50.

Melenberg, Ingrid: *Tiefenfeldentspannung – Heilen mit der Kraft der Intuition*, Happinez 6/2011.

Merkle, Dr. Rolf: *Lachen ist gesund,* www.palverlag.de.

Mohr, Bärbel & Manfred: *Selbstliebe,* GU 2011.

Mohr, Manfred: *Das Wunder der Dankbarkeit,* GU 2012.

Mosetter, Dr. med. Kurt & Cavelius, Anna & Pape, Dr. med. Detlef: *Die 4 Kräfte der Selbstheilung,* GU 2012.

Nidiaye, Safi: *Selbstheilung ist möglich,* Knaur Mens Sana 2008.

Pamminger, Kurt (Hrsg.) & Strühmer, Rolf: *Natürliche Heilkräfte,* Lingen 1990.

Pfitzer, Thomas: *10 Gründe für Meditation – Ergebnisse der Hirnforschung,* 12.02.2013, www.mymonk.de.

Quarch, Dr. Christoph: *Nimm an, was kommt!,* Meine Zeit, S.22–26.

Rankin, Dr. med. Lissa: *Mind over Medicine – Waru m Gedanken oft stärker sind als Medizin*, Kösel 2014.

Rizzolo, Julia: *Die Sonne einladen,* Herzstück 2/2014, S.61–66.

Rizzolo, Julia: *Die Weisheit des Herzens,* Herzstück 3/2014, S. 61–67.

Roman, Sanaya*: Sich den höheren Energien öffnen*, Ansata 1988.

Rosenberg, Marshall B.: *Gewaltfreie Kommunikation,* Junfermann 2013.

Rosenberg, Marshall B.: *Den Schmerz überwinden, der zwischen uns steht,* Junfermann 2015.

Rotter, David: *Herzchakra öffnen,* www.chakren.net.

Ruge, Nina & Bannasch, Dr. med. Lutz: *Das Geheimnis der Selbstheilung,* Ullstein 2006.

Scheufler, Simone: *Integrative Medizin: Anders heilen,* Apotheken Umschau, 28.11.2013.

Schmidt, Walter: *Die Magie der Berührung,* FAZ, Faz.net: 07.04.2015.

Schmincke, Christian: *Chinesische Medizin für die westliche Welt,* Springer-Medizin-Verlag 2004.

Schönemann, Christiane: *Interview mit Prof. Dr. Joachim Bauer,* Happinez 6/2011.

Schönemann, Christiane: *Wer Stress ausschaltet, aktiviert die Selbstheilung,* 05.01.2015, www.wunderweib.de.

Schönemann, Christiane: *Die Weisheit unserer Intuition,* Happinez 2/2015, S. 35–40.

Schönemann, Christiane: *Einladung zum Glücklich sein,* Happinez 6/2015, S. 43–50.

Schönemann, Christiane & Brzoska, Ina: *Mit dem Herzen hören,* Happinez 4/2014, S. 100–105.

Servan-Schreiber, David: *Die neue Medizin der Emotionen,* Antje Kunstmann 2004.

Sha, Dr. Zhi Gang: *Seele Geist Körper Medizin,* Koha 2007.

Shealy, Norman C. (Hrsg.): *Das große Buch der alternativen Heilverfahren,* Könemann 2000.

Siedentopp, U.: *Integrative Ernährung bei Krebs,* Deutsche Zeitschrift für Akupunktur, 2/2016, S. 44–47.

Smit, Susan: *Wie finden wir unser inneres Wissen? Interview mit Char Margolis*, Happinez 6/2011.

Tepperwein, Kurt: *Die geistigen Gesetze,* Goldmann 2002.

Tepperwein, Kurt: *Das große Lebensbuch,* mvg 2007, S. 229.

Tesselaar, Roos & Schönemann, Christiane: *Lebe deine innere Leidenschaft,* Happinez 5/2015.

Tolle, Eckhart: *Die große Heilung kommt mit dem Erwachen,* Aquamarin 2009.

Traufetter, Gerald: *Intuition – Die Weisheit der Gefühle*, Rowohlt 2007.

Trepel, *Martin: Neuroanatomie – Struktur und Funktion*, Urban & Fischer 1999.

van Baren, Brigitte & Bajic, Vera: *Die Stimme unserer Seele*, Happinez 6/2011, S. 36–42.

Van Leeuwen, Fidessa Docters: *Lebe, liebe, lache*, Happinez, S. 68–71.

von Münchhausen, Dr. Marco & Püschel, Ingo P.: *Alltag im Griff mit dem inneren Schweinehund*, GU 2009.

# Hilfreiche Seiten im Internet

www.selbstheilung.de
www.daniel-stoetter.com
www.energeticmedizin.com
www.chakren.net
www.i-feelgood.net
www.psycho-lebens-hilfe.de
www.yoga-vidya.de

# Bildnachweis

**Bilder von der Bilddatenbank www.shutterstock.com:** S. 11: # 59632975 (© Bandido Images), S. 15: # 288140492 (© Anton Watman), S. 27: # 295965092 (© Jeanette Dietl), S. 33: # 322985951 (© BABAROGA), S. 37: # 225502903 (© bikeriderlondon), S. 45: # 347977340 (© Piotr Marcinski), S. 51: # 281846984 (© Stone36), S. 61: # 243670381 (© Elovich), S. 71: # 404057188 (© Feyyaz Alacam), S. 85: # 197885330 (© Gajus), S. 107: # 139543490 (© Oksana Shufrych), S. 129: # 142728223 (© nature photos), S. 137: # 281601893 (© AlexMaster), S. 145: # 429852526 (© Matej Kastelic), S. 169: # 122924773 (© De Visu), S. 173: # 89546719 (© amelaxa), Blatt mit Wassertropfen auf allen Seiten: # 144779686 (© Yellowj)

# Über die Autorin

Anke Jacobs studierte Angewandte Kulturwissenschaften und organisierte als Veranstaltungs- und Kulturmanagerin weltweit internationale Musik- und Kulturfestivals. Ihr Weg zur Medizin führte über eine eigene Erkrankung, die sie ohne schulmedizinische Behandlung und durch Anwendung ganzheitlicher Therapiemethoden überwand. Danach wollte sie auch nach westlichen Maßstäben adäquat diagnostizieren und therapieren können und entschied sich zur Aufnahme eines Medizinstudiums. Seit 2013 ist sie als Fachärztin für Allgemeinmedizin tätig. 2016 eröffnete sie ihre eigene Praxis, um dort ihre Intuitive Körper-Geist-Seele-Medizin in Kombination mit integrativer Medizin praktizieren und medizinisches Coaching anbieten zu können.